RICETTE PER SINGLE FELICI E IN FORMA:

"Mangiare Sano senza Stress"

SOMMARIO

SOMMARIO

INTRODUZIONE

Benvenuto nel meraviglioso mondo delle ricette per single felici! Questo libro è un tesoro culinario che ti accompagnerà nella tua avventura culinaria, offrendoti idee e spunti per rendere la tua cucina un luogo di gioia e creatività. Non importa se sei single per scelta o per circostanza, essere single può essere un'opportunità straordinaria per esplorare e sperimentare nuovi piatti. Questo libro ti guiderà nell'esplorazione di nuovi sapori, mostrandoti come cucinare piatti deliziosi anche per te stesso. Preparati a scoprire il potere delle ricette pensate appositamente per i single, che ti mostreranno una nuova prospettiva culinaria e ti faranno innamorare ancora di più della tua cucina! Essere single non è mai stato così interessante! In questo libro potrai capire come il tuo status di single può essere un'opportunità per esplorare il mondo della cucina. Sarai libero di sperimentare nuovi ingredienti, scoprire nuove ricette e personalizzare i tuoi pasti secondo i tuoi gusti. Avrai la libertà di decidere cosa cucinare e quando farlo, rendendo la cucina uno spazio in cui puoi esprimere la tua creatività senza restrizioni. Imparerai come utilizzare il tempo che hai a disposizione per prenderti cura di te stesso e coccolarti con piatti deliziosi e nutrienti. Smetti di pensare al tuo status di single come a un limite e inizia a vederlo come un'opportunità per sviluppare nuove abilità culinarie e goderti al massimo la tua cucina!

Le ricette sono semplici da seguire, veloci da preparare e richiedono pochi ingredienti freschi e facilmente reperibili. Inoltre, sono ideali per chi torna a casa stanco dal lavoro, ma non vuole rinunciare al piacere di una cena deliziosa e nutriente. Ogni ricetta è un'occasione per imparare qualcosa di nuovo, per trattare il cibo non come mera necessità, ma come fonte di gioia e di salute. Dalle colazioni energizzanti alle cene rilassanti, ogni sezione è stata progettata con l'obiettivo di rendere la cucina quotidiana più semplice, gustosa e appagante.

Vi invitiamo a sfogliare queste pagine con curiosità e entusiasmo, a lasciarvi ispirare dalle diverse stagioni culinarie, e a scoprire quanto possa essere soddisfacente preparare un pasto squisito per se stessi.

Prendetevi il tempo per gustare ogni ricetta, per esplorare nuovi ingredienti e per celebrare i piccoli successi in cucina. Cho il vostro viaggio attraverso le pagine di questo libro sia tanto delizioso quanto illuminante. Buona lettura e buon appetito!

CAPITOLO 1
INTRODUZIONE AL MANGIARE SANO

Quando si vive da soli, può essere facile trascurare l'importanza di una dieta equilibrata. La tentazione di optare per soluzioni rapide e meno salutari è forte, specialmente dopo una lunga giornata di lavoro. Tuttavia, adottare un'alimentazione sana offre numerosi benefici che possono migliorare notevolmente la qualità della vita.

Miglioramento della salute fisica. Una dieta ricca di frutta, verdura, proteine magre e cereali integrali fornisce i nutrienti essenziali che il corpo necessita per funzionare al meglio. Questi alimenti sono ricchi di fibre, vitamine, minerali e antiossidanti che aiutano a prevenire malattie croniche come il diabete di tipo 2, le malattie cardiache e alcuni tipi di cancro. Inoltre, una corretta alimentazione aiuta a mantenere un peso corporeo sano, riduce il colesterolo e regola la pressione sanguigna.

Aumento dell'energia e miglioramento dell'umore Gli alimenti che consumiamo hanno un impatto diretto sui livelli di energia e sull'umore. Una dieta bilanciata che include una varietà di alimenti integrali fornisce un rilascio costante di energia durante il giorno, evitando i picchi e le cadute di zuccheri che possono derivare dal consumo di cibi altamente processati e zuccherati. Inoltre, una buona alimentazione supporta la produzione di neurotrasmettitori, come la serotonina, che migliora l'umore e contribuisce a combattere lo stress e la depressione.

Miglioramento della concentrazione e delle funzioni cognitive. Mangiare bene non solo fa bene al corpo, ma anche alla mente. Nutrienti come gli acidi grassi Omega-3, presenti nel pesce, nelle noci e nei semi, sono vitali per il mantenimento delle funzioni cerebrali. Gli Omega-3 sono associati al miglioramento della memoria e alla riduzione del rischio di declino cognitivo. Anche il ferro, lo zinco e le vitamine del gruppo B giocano un ruolo cruciale nella concentrazione e nel mantenimento delle funzioni cognitive.

Miglioramento della qualità del sonno. Una dieta equilibrata aiuta anche a migliorare la qualità del sonno. Alimenti che promuovono il sonno, come quelli ricchi di triptofano, magnesio e calcio, possono aiutare a regolare il ritmo circadiano e migliorare la qualità del sonno. Un buon sonno notturno è essenziale per la riparazione e il recupero del corpo, nonché per una funzione cognitiva ottimale e per la gestione dello stress.

Supporto alla solitudine e alla socializzazione. Infine, il processo di preparazione dei pasti può avere benefici terapeutici e può servire come un momento di meditazione quotidiana. Cucinare per sé stessi è un atto di autocura che può migliorare l'autostima e il benessere personale. Inoltre, padroneggiare l'arte della cucina può trasformarsi in un'opportunità sociale, offrendo una ragione per invitare amici o vicini a condividere un pasto, anche se si vive da soli.

Attraverso il consumo consapevole e la preparazione di cibi nutrienti, chi vive da solo può godere di un miglioramento generale della salute, della vitalità e della qualità della vita. Continuando a leggere, scoprirai come affrontare le sfide comuni legate alla cucina per uno e come sfruttare al meglio i benefici di un'alimentazione sana.

Perché è importante mangiare sano vivendo da soli

Nel vivere da soli, è facile cadere nella routine di opzioni alimentari rapide e convenzionali, come il cibo d'asporto o i pasti pronti. Tuttavia, queste scelte possono portare a una dieta squilibrata, che a lungo termine può avere effetti negativi sulla salute. Mangiare sano è fondamentale, non solo per mantenere un buon stato di salute fisica, ma anche per il benessere psicologico e emotivo.

Vivere da soli offre una libertà unica in termini di scelte alimentari. Sei il solo responsabile per gli alimenti che consumi, il che può essere sia liberatorio sia intimidatorio. Prendendo il controllo della tua dieta, puoi sperimentare con nuovi ingredienti, esplorare diverse cucine e adattare le ricette alle tue esigenze e preferenze personali. Questo controllo ti permette non solo di nutrirti in modo sano, ma anche di trasformare il processo di preparazione dei pasti in un'attività piacevole e creativa. Una dieta equilibrata, ricca di frutta e verdura, proteine magre, e cereali integrali, può ridurre significativamente il rischio di sviluppare malattie croniche come il diabete di tipo 2, l'ipertensione, le malattie cardiache e alcuni tipi di cancro. Per i single, gestire la propria alimentazione può essere una sfida, ma è anche un'opportunità per instaurare abitudini salutari che dureranno una vita. Integrare regolarmente nel proprio regime alimentare cibi ricchi di fibre, antiossidanti e nutrienti essenziali contribuisce non solo a migliorare la salute fisica, ma anche a mantenere l'energia e l'agilità mentale. Mangiare bene influisce positivamente anche sul benessere mentale. Una dieta bilanciata supporta le funzioni cerebrali e può migliorare l'umore e ridurre lo stress. Alimenti che contengono omega-3, vitamine del gruppo B e antiossidanti sono particolarmente benefici per il cervello e possono aiutare a combattere la depressione e l'ansia. Inoltre, il semplice atto di preparare un pasto può essere una forma di meditazione attiva, che aiuta a distaccarsi dalle preoccupazioni quotidiane e a concentrarsi su un'attività produttiva. Preparare i propri pasti rafforza il senso di autonomia e autoefficacia. Imparare a cucinare piatti salutari e gustosi per sé stessi è un'abilità preziosa che aumenta la fiducia in sé e promuove uno stile di vita indipendente. Questo senso di competenza non solo migliora la tua relazione con il cibo, ma può anche estendersi ad altre aree della tua vita, incrementando la tua autostima e la tua capacità di prenderti cura di te stesso.

In sintesi, mangiare sano non è solo una questione di nutrire il corpo, ma anche di nutrire la mente e lo spirito. Tuttavia, vivere da soli può presentare sfide specifiche che rendono difficile mantenere una dieta equilibrata. Nel prossimo punto, esploreremo queste sfide comuni e forniremo strategie pratiche per superarle, permettendoti di godere dei benefici di un'alimentazione sana anche nella vita di tutti i giorni.

SFIDE COMUNI E COME SUPERARLE

Vivere da soli porta con sé una serie di sfide uniche, specialmente quando si tratta di cucinare e mantenere una dieta equilibrata. Capire e affrontare queste sfide è fondamentale per sviluppare abitudini alimentari sane che possano durare nel tempo.

Uno dei problemi più comuni per chi vive da solo è la gestione delle porzioni. Le ricette sono spesso pensate per famiglie o gruppi, e questo può portare a cucinare troppo cibo, con il rischio di sprecare gli avanzi. Per superare questo ostacolo, è utile imparare a ridimensionare le ricette per adattarle alle proprie necessità, oppure utilizzare gli avanzi in modi creativi. Gli avanzi possono essere trasformati in nuovi pasti, come insalate, zuppe o frittate, riducendo lo spreco e variando la dieta.

Un'altra sfida significativa è la mancanza di motivazione a cucinare solo per sé. Senza la compagnia di altri, preparare un pasto può sembrare meno gratificante. Per combattere questa tendenza, può essere utile trasformare il momento della cucina in un'esperienza piacevole e rilassante. Ascoltare musica, seguire un podcast o guardare un programma preferito mentre si cucina può rendere il processo più divertente e meno solitario.

Molti single hanno stili di vita impegnati che lasciano poco tempo per cucinare pasti complessi durante la settimana. In questo caso, la pianificazione è fondamentale. Dedicare un momento della settimana per preparare in anticipo alcuni componenti dei pasti, come cucinare cereali integrali, tagliare verdure o marinare proteine, può risparmiare tempo prezioso. Inoltre, scegliere ricette che richiedono meno tempo di preparazione o che possono essere fatte in grandi quantità e conservate per più giorni è un ottimo modo per alimentarsi bene nonostante un calendario fitto.

Infine, mantenere l'interesse per la cucina può essere difficile quando si è l'unico a beneficiare dei propri sforzi. Per mantenere viva la passione per il cibo, è utile sperimentare con nuovi ingredienti, tecniche di cucina e ricette da culture diverse. Iscriversi a un corso di cucina, sia online che in persona, può anche offrire l'opportunità di imparare in modo sociale e di riaccendere l'entusiasmo per la cucina casalinga.

Superare queste sfide non solo rende più facile e piacevole cucinare per uno, ma aumenta anche la probabilità di aderire a una dieta salutare a lungo termine. Nel prossimo punto, esploreremo i benefici specifici di una dieta equilibrata, che non solo sostiene il benessere fisico ma contribuisce anche a una buona salute mentale, arricchendo così ulteriormente la tua vita da single.

BENEFICI DI UNA DIETA EQUILIBRATA

Una dieta equilibrata è fondamentale per il benessere generale, specialmente per chi vive da solo. I benefici di una nutrizione appropriata vanno oltre la semplice gestione del peso o la prevenzione di malattie. In questo punto, esploreremo in dettaglio come una dieta ben bilanciata può influenzare positivamente vari aspetti della tua vita quotidiana.

Una dieta ricca di frutta e verdura fornisce vitamine e minerali essenziali che sono cruciali per il sostegno del sistema immunitario. Alimenti come agrumi, peperoni, broccoli e spinaci sono ricchi di vitamina C, che è nota per la sua capacità di aiutare a prevenire malattie. Inoltre, il selenio, lo zinco e le vitamine A e E, presenti in vari alimenti integrali, agiscono come antiossidanti che proteggono le cellule dai danni.

La salute intestinale è strettamente legata alla dieta ed è fondamentale per l'assorbimento dei nutrienti e per un sistema immunitario sano. Una dieta equilibrata include una buona quantità di fibre, provenienti da fonti come cereali integrali, legumi, frutta e verdura. Le fibre non solo aiutano la digestione ma sono anche prebiotiche, il che significa che nutrono i batteri buoni nell'intestino, promuovendo così una flora intestinale sana.

Gli alimenti che consumiamo hanno un impatto diretto sui nostri livelli di energia. Una dieta equilibrata che include un mix adeguato di carboidrati complessi, proteine e grassi sani fornisce l'energia necessaria per affrontare la giornata. Questi nutrienti vengono rilasciati gradualmente nel corpo, garantendo un apporto energetico costante, a differenza degli zuccheri semplici che provocano picchi di glicemia seguiti da rapidi cali.

La nutrizione influisce anche sulla salute mentale. Studi hanno dimostrato che una dieta equilibrata può ridurre il rischio di depressione e ansia. Alimenti ricchi di omega-3, come il salmone e le noci, sono particolarmente benefici per il cervello e possono migliorare l'umore. Anche il magnesio, presente in alimenti come le mandorle e gli spinaci, è noto per le sue proprietà rilassanti e può aiutare a gestire lo stress.

Infine, una buona nutrizione può influenzare positivamente la qualità del sonno. Alimenti che contengono triptofano, come i latticini e la tacchino, sono precursori della serotonina, che è un precursore della melatonina, l'ormone del sonno. Anche il consumo regolare di cereali integrali e legumi può aiutare a regolare i cicli di sonno-veglia.

Nel passaggio successivo, discuteremo come organizzare la spesa e la conservazione degli alimenti per mantenere facilmente una dieta equilibrata. Questo non solo garantirà che hai sempre a disposizione ingredienti freschi e nutrienti, ma ti aiuterà anche a ridurre gli sprechi e a gestire meglio il tuo tempo, aspetti cruciali per chi vive da solo e desidera seguire una dieta sana senza stress.

ORGANIZZAZIONE DELLA SPESA E CONSERVAZIONE DEGLI ALIMENTI

Per chi vive da solo, organizzare la spesa e conservare adeguatamente gli alimenti sono competenze essenziali che aiutano a mantenere una dieta equilibrata e a minimizzare gli sprechi. Queste pratiche non solo assicurano la freschezza e la salubrità degli alimenti, ma facilitano anche la pianificazione dei pasti, rendendo la cucina quotidiana meno stressante e più godibile.

La pianificazione efficace della spesa inizia con la creazione di un menu settimanale. Questo non solo ti aiuta a comprare solo ciò che è necessario, ma ti permette anche di sfruttare al meglio gli ingredienti acquistati, riducendo così lo spreco di cibo. Prima di andare al supermercato, verifica cosa già possiedi in dispensa e frigorifero e basa i tuoi acquisti su ciò che devi effettivamente rimpiazzare o integrare. Utilizzare un'app per la lista della spesa può aiutarti a rimanere organizzato e a evitare acquisti impulsivi.

Quando possibile, scegliere prodotti freschi e locali non solo supporta l'economia locale, ma garantisce anche che gli alimenti siano al loro picco di freschezza e valore nutritivo. Visita mercati locali o iscriviti a un servizio di consegna di ceste di verdura che molti agricoltori offrono. Questi prodotti, spesso raccolti il giorno stesso o il giorno prima della vendita, offrono il massimo in termini di sapore e benefici per la salute.

Sapere come conservare correttamente i vari tipi di alimenti può estendere significativamente la loro durata ed è cruciale per mantenere la loro qualità nutritiva. Per esempio, le verdure a foglia verde dovrebbero essere lavate e asciugate prima di essere conservate in frigorifero in un contenitore chiuso, questo per preservare la loro freschezza. Alimenti come cereali e legumi possono essere conservati in contenitori ermetici in un luogo fresco e asciutto, proteggendoli dall'umidità e dagli insetti.

Organizzare il frigorifero in modo che ogni alimento sia visibile e facilmente accessibile è un altro passo fondamentale. Questo non solo ti aiuta a ricordare di consumare gli alimenti prima che vadano a male, ma rende anche più semplice trovare ciò di cui hai bisogno quando cucini. Separare i cibi crudi dai cotti e dedicare aree specifiche per latticini, verdure, frutta e proteine aiuta a mantenere l'ordine e a prevenire la contaminazione incrociata.

Infine, è importante gestire intelligentemente gli avanzi. Se pianifichi di non consumare subito un avanzo, considera di congelarlo in porzioni appropriate. Etichettare i contenitori con le date aiuta a tenere traccia di quando sono stati conservati, permettendoti di utilizzarli in modo sicuro.

Il passaggio successivo tratterà gli strumenti da cucina essenziali per il single, strumenti che renderanno la preparazione dei pasti più efficiente e piacevole. Investire in pochi, ma buoni utensili può fare la differenza nella facilità e velocità con cui prepari i tuoi pasti, permettendoti di mantenere uno stile di vita sano anche con uno schema di vita frenetico.

STRUMENTI DA CUCINA ESSENZIALI PER I SINGLE

Per chi vive da solo, avere gli strumenti giusti in cucina può semplificare significativamente il processo di preparazione dei pasti, rendendolo più rapido e meno laborioso. Investire in pochi utensili di qualità non solo ti aiuta a cucinare in modo più efficiente, ma può anche motivarti a esplorare nuove ricette e tecniche culinarie. Ecco una lista degli strumenti essenziali che ogni single dovrebbe considerare per la propria cucina.

Un set di coltelli ben affilati è fondamentale in qualsiasi cucina. Idealmente, un set base dovrebbe includere un coltello da chef, un coltello da pane e un coltello da pelare. Questi strumenti ti permetteranno di affettare, tritare e pelare con facilità, riducendo il tempo di preparazione dei cibi.

Una selezione di padelle e pentole di buona qualità è essenziale. Una padella antiaderente, una pentola media per la pasta o le zuppe e una piccola per le salse o per cuocere piccole quantità sono sufficienti per gestire la maggior parte delle ricette. Scegliere articoli che possono essere utilizzati su tutte le fonti di calore, inclusa l'induzione, e che siano facili da pulire, può migliorare notevolmente l'esperienza di cucina.

Strumenti come un frullatore o un robot da cucina possono fare la differenza, specialmente per chi cerca di risparmiare tempo. Questi dispositivi permettono di preparare smoothies, salse, e persino di tritare verdure in pochissimo tempo, facilitando la preparazione di pasti salutari e gustosi.

Avere almeno due taglieri, uno per i cibi crudi e uno per quelli cotti o per preparare il pane e la frutta, aiuta a prevenire la contaminazione incrociata. I taglieri in bambù o in plastica resistente sono scelte popolari per la loro durabilità e facilità di pulizia.

Per chi ama seguire le ricette alla lettera o per chi è attento alle porzioni, avere un set di misurini e una bilancia da cucina è essenziale. Questi strumenti aiutano a misurare gli ingredienti con precisione, garantendo il successo delle ricette e aiutando a mantenere un'alimentazione equilibrata.

Con questi strumenti fondamentali, la cucina diventa meno

intimidatoria e più accessibile, anche per chi ha poco tempo o poca inclinazione a cucinare. Questi strumenti non solo facilitano la preparazione di una vasta gamma di piatti ma incoraggiano anche a sperimentare con nuove ricette, contribuendo a una dieta varia e piacevole.

Passando al prossimo capitolo, esploreremo come queste basi possano essere applicate per creare colazioni perfette, sfruttando al massimo gli strumenti appena descritti. Questo sarà un ponte per discutere di come le colazioni nutrienti e veloci possono essere integrate nella routine quotidiana di chi vive da solo, garantendo un inizio di giornata energetico e salutare.

CAPITOLO 2
LA COLAZIONE PERFETTA

Per chi vive da solo, la colazione può rappresentare sia una sfida sia una meravigliosa opportunità di iniziare la giornata nel migliore dei modi. Una colazione equilibrata non solo carica di energia, ma stabilisce anche il tono per le scelte alimentari salutari per tutto il resto della giornata. In questo capitolo, esploreremo come rendere la colazione non solo nutriente ma anche piacevole e facile da preparare, anche quando il tempo è poco.

Idee rapide per una colazione nutriente

Il primo pasto della giornata è fondamentale per riattivare il metabolismo dopo il riposo notturno e per fornire l'energia necessaria per affrontare le attività quotidiane. Le opzioni per una colazione nutriente e veloce sono molteplici e possono adattarsi a ogni gusto e esigenza. Per esempio, uno yogurt greco con frutta fresca e un pizzico di miele o granola può offrire un equilibrio perfetto di proteine, carboidrati e grassi salutari, oltre a essere estremamente facile da preparare.

L'obiettivo è combinare cibi che non solo saziano, ma che riforniscono il corpo di nutrienti essenziali per promuovere la concentrazione e l'energia duratura.

Proseguendo nel capitolo, esploreremo divers opzioni di colazione che mantengono l'equilibrio tra salute, gusto e praticità.

Con ricette facili da seguire e veloci da preparare, il prossimo segmento del capitolo si concentrerà su smoothies e frullati energetici, offrendo consigli su come combinare ingredienti per ottenere il massimo in termini di benefici nutrizionali e soddisfazione del palato. Questi pasti liquidi rappresentano una soluzione ideale per chi ha poco tempo al mattino ma non vuole rinunciare a un pasto salutare e rinvigorente.

ESEMPI DI COLAZIONE SETTIMANALE

Giorno	Colazione	Ingredienti	Benefici
Lunedì	Yogurt greco con miele e frutti di bosco	1 tazza di yogurt greco, frutti di bosco, 1 cucchiaino di miele, granola	Ricco di proteine, antiossidanti e probiotici
Martedì	Frullato energetico verde	Banana, spinaci, 1/2 avocado, latte di mandorla, semi di chia	Fibre, grassi sani, proteine vegetali
Mercoledì	Toast integrale con avocado e uovo in camicia	Pane integrale, 1/2 avocado, 1 uovo, semi di sesamo/papavero	Carboidrati complessi, grassi monoinsaturi, proteine
Giovedì	Porridge di avena con cannella e mela	Fiocchi di avena, latte/acqua, mela, cannella	Fibre solubili, stabilizzazione glucosio nel sangue
Venerdì	Smoothie bowl di bacche e semi di lino	Bacche miste, banana, yogurt greco/kefir, semi di lino, cocco	Antiossidanti, probiotici, Omega-3

Giorno	Colazione	Ingredienti	Benefici
Sabato	Pancakes di farina d'avena	Farina d'avena, banana, uovo, lievito, latte, sciroppo d'acero/miele	Fibre, proteine, potassio
Domenica	Insalata di frutta fresca con yogurt e noci	Frutta di stagione, yogurt greco, noci	Vitamine, minerali, proteine, grassi sani

Questa tabella riassume gli elementi essenziali di ciascuna colazione, evidenziando gli ingredienti principali e i benefici specifici associati. Questo approccio organizzato non solo rende la preparazione dei pasti più semplice e veloce, ma garantisce anche che tu inizi ogni giorno con un pasto equilibrato e nutriente, ottimizzato per un singolo consumatore.

Ricette di Smoothies e Frullati Energetici

Gli smoothies e i frullati energetici sono una scelta ideale per chi cerca una colazione veloce, nutriente e deliziosa. In questo segmento del libro, scopriamo come preparare varie opzioni che combinano frutta, verdura, proteine e superfoods per iniziare la giornata con un pieno di energia.

La Base Nutriente: Iniziamo con una base di liquido che può essere latte, latte vegetale (come mandorla, cocco, avena) o anche semplice acqua o acqua di cocco. Questo fornisce la consistenza desiderata e aggiunge i primi nutrienti essenziali.

Frutta e Verdura: Aggiungere frutta fresca o congelata come banane, mirtilli, fragole, mango o pesche fornisce dolcezza naturale e vitamine. Le verdure, come spinaci o cavolo, sono quasi impercettibili ma arricchiscono il frullato di fibre e minerali senza alterarne significativamente il sapore.

Proteine e Grassi Sani: Per rendere il frullato un pasto completo, includiamo una fonte di proteine come yogurt greco, proteine in polvere, o un cucchiaio di burro di noci. I grassi sani, come l'avocado o i semi di chia, aggiungono cremosità e contribuiscono a prolungare il senso di sazietà.

Superfoods: Per un extra di nutrienti, possiamo aggiungere superfoods come bacche di goji, polvere di cacao, spirulina o maca. Questi ingredienti sono opzionali ma offrono benefici aggiuntivi come antiossidanti e miglioramento dell'umore.

Dolcificanti Naturali: Se necessario, un tocco di dolcificante naturale come miele, sciroppo d'acero o stevia può essere aggiunto per migliorare il gusto senza ricorrere a zuccheri raffinati.

Ecco un esempio di ricetta per iniziare:

1)Ricetta per lo Smoothie Verde Energizzante

<u>Tempo di preparazione 10 minuti</u>

presentata sotto forma di elenco puntato con le quantità precise degli ingredienti:

Ingredienti:

- **Spinaci freschi**: 1 tazza (circa 30 grammi)

- **Banana matura**: 1 intera

- **Avocado**: 1/2, sbucciato e senza nocciolo

- **Latte di mandorla**: 1 tazza (circa 240 ml)

- **Semi di chia**: 1 cucchiaino (circa 5 grammi)

Preparazione:

1. **Lavare gli spinaci** freschi e asciugarli bene.

2. **Pelare la banana** e tagliarla a pezzi.

3. **Preparare l'avocado**, rimuovendo la buccia e il nocciolo, e tagliandolo a pezzi.

4. **Mettere tutti gli ingredienti nel frullatore**, aggiungendo i liquidi per facilitare la miscelazione.

5. **Frullare ad alta velocità** fino ad ottenere una consistenza cremosa.

6. **Versare in un bicchiere alto** e, se desiderato, aggiungere 1 cucchiaio di semi di chia sopra come guarnizione.

L'immagine qui sotto mostra come potrebbe apparire il tuo smoothie una volta preparato:

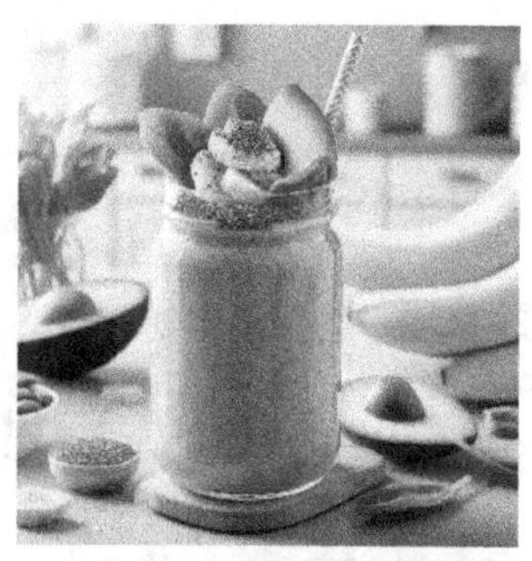

Questo smoothie non solo è visivamente invitante ma è anche ricco di nutrienti essenziali, perfetto per iniziare la giornata con energia e vitalità.

2) Smoothie Tropical Boost

Tempo per la preparazione10 minuti

Ingredienti:

- 1 banana congelata
- 1 tazza di mango fresco o surgelato
- 1/2 tazza di ananas fresco o surgelato
- 1/2 tazza di succo d'arancia
- 1 cucchiaio di semi di chia (facoltativo)

Preparazione:

1. Mettere tutti gli ingredienti in un frullatore e frullare per ottenere un composto omogeneo e cremoso.

2. Gustare subito!

3) Smoothie Verde Energizzante

Tempo per la preparazione 10 minuti

Ingredienti:

- 1 banana congelata

- 1 tazza di spinaci freschi

- 1/2 avocado

- 1/2 tazza di latte vegetale (mandorle, cocco, riso)

- 1 cucchiaio di burro di arachidi (facoltativo)

Preparazione:

1. Mettere tutti gli ingredienti in un frullatore e frullare per ottenere un composto omogeneo e cremoso.

2. Se il composto risulta troppo denso, aggiungere un po' di latte vegetale o acqua.

3. Gustare subito!

4) Smoothie Detox

<u>Tempo 10 minuti</u>

Ingredienti:

- 1 mela verde

- 1 finocchio

- 1 gambo di sedano

- 1 cetriolo

- 1 limone

- 1 tazza di acqua

Preparazione:

1. Lavare e tagliare a pezzi grossolani tutti gli ingredienti.

2. Mettere tutti gli ingredienti in un frullatore e frullare per ottenere un composto omogeneo e liquido.

3. Gustare subito!

Consigli:

- Per un sapore più dolce, puoi aggiungere un 1 cucchiaio di miele o sciroppo d'agave.

- Se vuoi rendere i tuoi smoothie più nutrienti, puoi aggiungere 1 misurino di proteine in polvere o un cucchiaio di semi di lino.

- Puoi personalizzare i tuoi smoothie aggiungendo la frutta/verdura che preferisci.

- Per uno smoothie più fresco, puoi utilizzare frutta e verdura congelate.

Se non hai un frullatore, puoi utilizzare un robot da cucina per sminuzzare o uno ad immersione.

5) Pancakes di farina d'avena per una colazione veloce e gustosa

<u>Tempo di preparazione 15 minuti</u>

Ingredienti:

- 100 g di farina d'avena

- 50 g di farina 00

- 250 ml di latte vegetale (mandorle, riso, soia)

- 1 uovo

- 1 banana matura

- 1 cucchiaio di zucchero di canna

- 1 cucchiaino di lievito in polvere per dolci

- Un pizzico di sale

- Olio di semi per ungere la padella

Preparazione:

1. In una ciotola capiente, mescolare la farina d'avena, la farina 00, il lievito e il sale.

2. In un'altra ciotola, schiacciare la banana con una forchetta e unirla al latte vegetale, l'uovo e lo zucchero di canna. Mescolare bene fino a ottenere un composto omogeneo.

3. Versare il composto di liquidi nei secchi e mescolare con una frusta a mano fino a ottenere un impasto liscio e senza grumi. Se il composto risulta troppo denso, aggiungere un altro po' di latte vegetale.

4. Scaldare una padella antiaderente leggermente unta con olio di semi.

5. Versare un mestolo di impasto per ogni pancake e cuocere per 2-3 minuti per lato, o fino a doratura.

6.   Servire i pancakes caldi con sciroppo d'acero, miele, frutta fresca o yogurt.

Consigli:

•   Per un gusto più ricco, puoi aggiungere all'impasto un cucchiaio di cacao amaro in polvere o delle gocce di cioccolato.

•   Se non hai la farina 00, puoi utilizzare solo farina d'avena. In questo caso, i pancakes saranno un po' più densi.

•   Puoi cuocere i pancakes in forno a 180°C per 10-15 minuti, o fino a doratura.

•   Per una versione vegana, puoi sostituire l'uovo con un cucchiaio di semi di chia mescolati con 3 cucchiai di acqua e lasciati riposare per 5 minuti.

PREPARAZIONE DI OVERNIGHT OATS E PUDDING DI CHIA

Dopo aver esplorato il mondo vibrante degli smoothies, il nostro viaggio nella colazione perfetta continua con due opzioni che stanno conquistando la scena del benessere: gli overnight oats e i pudding di chia. Queste preparazioni non solo sono deliziose e versatili, ma sono anche incredibilmente semplici da preparare, ideali per chi ha poco tempo al mattino.

6) Ricetta Overnight Oats: Il Piatto Freddo Ricco di Fibre.

<u>Tempo di preparazione 15 minuiti</u>

Gli overnight oats, o avena ammollata durante la notte, sono una colazione nutritiva che si prepara in anticipo. L'avena assorbe il liquido durante la notte, risultando in un pasto pronto da gustare al risveglio senza necessità di cottura.

Ingredienti Base:

- Avena integrale: 1/2 tazza

- Latte o una sua alternativa vegetale (come latte di mandorla, soia o cocco): 1/2 tazza

- Yogurt greco o yogurt vegetale: 1/4 di tazza

- Miele o sciroppo d'acero (opzionale): 1 cucchiaio

Preparazione:

1. In un barattolo con chiusura ermetica, combinare l'avena, il latte e lo yogurt.

2. Aggiungere il dolcificante scelto e mescolare fino ad ottenere un composto omogeneo.

3. Chiudere il barattolo e lasciar riposare in frigorifero per la notte.

4. Al mattino, aggiungere frutta fresca, frutta secca, semi o spezie come cannella o vaniglia, per arricchire il gusto.

7) Ricetta Pudding di Chia: Superfood in Coppa

Il pudding di chia è un'altra fantastica opzione per la colazione che si prepara la sera prima. I semi di chia sono ricchi di Omega-3, proteine e fibre, e formano un gel quando immersi in liquidi, creando una consistenza simile al pudding.

Ingredienti Base:

- Semi di chia: 3 cucchiai

- Latte o alternativa vegetale: 1 tazza

- Estratto di vaniglia o cacao in polvere per un tocco di sapore: 1/2 cucchiaino

- Dolcificante naturale a piacere

Preparazione:

1. In un bicchiere o barattolo, mescolare i semi di chia con il latte e l'aroma scelto.

2. Aggiungere un dolcificante a scelta e mescolare bene.

3. Coprire e lasciare in frigorifero per almeno 4 ore, preferibilmente durante la notte, fino a quando i semi non hanno assorbito il liquido e il composto ha raggiunto una consistenza gelatinosa.

4. Servire con frutta fresca, granola, cocco grattugiato o una spolverata di cacao in polvere per arricchire ulteriormente il sapore.

Queste due opzioni di colazione non solo sono estremamente pratiche per chi vive da solo e cerca soluzioni rapide, ma sono anche estremamente personalizzabili. Il passaggio successivo, esplorerà come integrare questi piatti in una dieta equilibrata, dando suggerimenti su come variare le ricette per mantenere vivo l'interesse e massimizzare i benefici nutrizionali. Questo approccio non solo nutre il corpo ma anche invita alla creatività, rendendo la colazione un momento sempre nuovo e piacevole

MUFFIN SALUTARI E ALTRE DELIZIE DA FORNO FACILI

Dopo aver esplorato le opzioni di colazioni rapide e senza cottura come gli overnight oats e il pudding di chia, il nostro viaggio nella colazione perfetta ci porta ora a scoprire come preparare deliziose alternative da forno che sono altrettanto nutrienti e semplici da realizzare. Questo capitolo si concentra sui muffin salutari e altre piccole delizie che possono essere preparate in anticipo e godute durante la settimana.

8) Muffin Proteici alle Banane e Noci

<u>Tempo di preparazione 30 minuti</u>

I muffin non devono necessariamente essere pieni di zucchero o grassi. Con alcune modifiche, possono trasformarsi in una colazione o uno spuntino ricco di nutrienti, perfetto per chi è sempre in movimento.

Ingredienti:

- Farina integrale o di avena: 1 e 1/2 tazza

- Polvere di proteine (opzionale): 1/4 di tazza

- Bicarbonato di sodio: 1 cucchiaino

- Sale: 1 pizzico

- Banane mature schiacciate: 3

- Uovo grande: 1

- Yogurt greco o di soia: 1/2 tazza

- Olio di cocco o di oliva: 1/4 di tazza

- Estratto di vaniglia: 1 cucchiaino

- Noci tritate: 1/2 tazza

Preparazione:

1. Preriscaldare il forno a 175°C e preparare un stampo per muffin con pirottini di carta.

2. In una ciotola, mescolare la farina, la polvere di proteine, il bicarbonato di sodio e il sale.

3. In un'altra ciotola, unire le banane schiacciate, l'uovo, lo yogurt, l'olio e la vaniglia fino ad ottenere un composto omogeneo.

4. Incorporare gli ingredienti umidi agli ingredienti secchi, mescolando fino a che non sono appena combinati. Aggiungere le

noci.

5. Versare l'impasto nei pirottini e cuocere per circa 20-25 minuti o fino a quando uno stecchino inserito al centro esce pulito.

6. Lasciare raffreddare prima di servire.

9) Muffin soffici senza glutine e lattosio

<u>Tempo di preparazione 15 minuti</u>

Ingredienti:

200 g di farina senza glutine (mix per torte e biscotti)

- 50 g di fecola di patate

- 130 g di zucchero semolato

- 3 uova

- 100 ml di latte vegetale (mandorle, riso, soia)

- 60 ml di olio di semi di girasole

- 8 g di lievito in polvere per dolci senza glutine

- 1 bustina di vanillina

- La scorza grattugiata di un limone

- Un pizzico di sale

- Frutta fresca a scelta per decorare (facoltativo)

Preparazione:

1. Preriscaldare il forno a 180°C.

2.   In una ciotola capiente, mescolare la farina senza glutine, la fecola di patate, il lievito e il sale.

3.   In un'altra ciotola, sbattere le uova con lo zucchero fino a ottenere un composto chiaro e spumoso.

4.   Unire alle uova l'olio di semi, il latte vegetale e la vaniglia, mescolando bene.

5.   Versare gradualmente i liquidi nei secchi, mescolando con una frusta a mano fino a ottenere un impasto omogeneo e senza grumi.

6.   Aggiungere la scorza di limone grattugiata e mescolare delicatamente.

7.   Distribuire l'impasto in pirottini da muffin in silicone o in carta, riempiendoli per 2/3.

8.   Decorare la superficie dei muffin con frutta fresca a scelta (mirtilli, lamponi, gocce di cioccolato).

9.   Cuocere in forno statico per 20-25 minuti, o fino a doratura.

10. Sfornare i muffin e lasciarli raffreddare completamente prima di servirli.

10) Barrette Energetiche Fatte in Casa

<u>Tempo di preparazione 20 minuti</u>

Un'altra opzione fantastica per una colazione o uno snack on-the-go sono le barrette energetiche fatte in casa, che si possono personalizzare in base ai propri gusti.

Ingredienti:

- Datteri senza nocciolo: 1 tazza

- Noci o mandorle: 1/2 tazza

- Fiocchi di avena: 1/2 tazza

- Semi di chia o di lino: 2 cucchiai

- Frutta secca a scelta: 1/2 tazza

- Burro di arachidi o altro burro di noci: 1/4 di tazza

- Miele o sciroppo d'acero: 1/4 di tazza

Preparazione:

1. Processare i datteri in un robot da cucina fino a formare una pasta.

2. Aggiungere noci, avena, semi e frutta secca, e mixare fino a combinare bene.

3. Scaldare il burro di noci e il miele fino a renderli liquidi e versarli nel composto, mescolando fino ad amalgamare tutto.

4. Versare il composto in una teglia rivestita di carta forno, premendo bene per compattare.

5. Refrigerare per almeno un'ora prima di tagliare in barrette.

11) Barrette energetiche senza glutine, lattosio e per chi ha allergie a noci e nocciole

<u>Tempo di preparazione 15 minuti</u>

Ingredienti:

- 100 g di riso soffiato integrale

- 50 g di quinoa soffiata

- 50 g di semi misti (chia, lino, girasole)

- 50 g di mandorle tritate

- 50 g di uvetta sultanina

- 50 g di sciroppo d'acero

- 30 g di burro di riso (o altro burro vegetale)

- Un pizzico di sale

Preparazione:

1. In una ciotola capiente, mescolare il riso soffiato, la quinoa soffiata, i semi misti, le mandorle tritate e l'uvetta.

2. In un pentolino, scaldare lo sciroppo d'acero e il burro di riso a fuoco basso, mescolando continuamente fino a ottenere un composto omogeneo.

3. Versare il composto di sciroppo e burro di riso sopra gli ingredienti secchi e mescolare bene fino a distribuire uniformemente il liquido.

4. Foderare una teglia rettangolare con carta da forno.

5. Trasferire il composto nella teglia e livellarlo con una spatola, pressando bene per compattarlo.

6. Tagliare il composto in barrette della dimensione desiderata.

7. Mettere le barrette in frigorifero per almeno 30 minuti prima di servirle.

- Conserva le barrette energetiche in un contenitore ermetico in frigorifero per 5-7 giorni.

Questi muffin e barrette non solo sono facili da preparare e comodi da trasportare, ma offrono anche un'eccellente fonte di energia sostenuta. Nel prossimo punto esploreremo come preparare snack e spuntini salutari per mantenere alta l'energia durante il giorno, continuando a offrire opzioni pratiche e gustose per chi vive da solo e ha poco tempo per dedicarsi alla cucina.

Consigli per Mantenere la Colazione Interessante e Varia

Quando si tratta di colazione, la varietà non solo è il sale della vita, ma è anche un modo eccellente per garantire un apporto bilanciato di nutrienti e mantenere alto l'interesse per il primo pasto della giornata. Per chi vive da solo, può essere facile cadere nella routine di preparare sempre gli stessi piatti. Ecco alcuni consigli pratici e creativi per rivitalizzare la tua colazione e renderla un momento culinario sempre nuovo e appassionante.

Varia gli Ingredienti Base

Una delle strategie più semplici per variare la tua colazione è cambiare gli ingredienti base regolarmente. Se tendi a consumare spesso cereali, prova a sostituirli con quinoa, amaranto o farro, che offrono profili nutrizionali diversi e nuovi sapori. Allo stesso modo, se sei abituato agli smoothies, varia i tipi di frutta e verdura che utilizzi. Questo non solo previene la monotonia, ma assicura anche un'ampia gamma di vitamine e minerali nel tuo regime alimentare.

Esperimenti con Spezie e Aromi

Le spezie e gli aromi possono trasformare completamente una colazione ordinaria in qualcosa di straordinario. Aggiungi cannella, cardamomo o vaniglia ai tuoi porridge o pancake per un tocco dolce, o un pizzico di curcuma e pepe nero agli uova per benefici anti-infiammatori e un sapore deciso. Anche le erbe fresche, come il basilico o il coriandolo, possono aggiungere un tocco fresco a omelette o frittate.

Introduzione di Temi Internazionali

Attingere alle tradizioni culinarie di altre culture può essere un modo eccitante di scoprire nuovi piatti e ingredienti. Per esempio, potresti provare a fare una colazione giapponese con riso, pesce e miso, o una colazione mediterranea con hummus, olive e pane pita. Questo non solo rende ogni colazione un'avventura, ma ti permette anche di apprezzare e imparare da diverse abitudini alimentari.

Utilizzo di Ingredienti di Stagione

Sfruttare gli ingredienti di stagione non solo supporta l'economia locale, ma garantisce anche che stai consumando alimenti al loro picco di freschezza e valore nutrizionale. Visita il mercato locale per scoprire quali frutti e verdure sono attualmente disponibili e basa le tue colazioni attorno a questi ingredienti. Questo non solo ti aiuta a variare naturalmente la tua dieta nel corso dell'anno, ma ti permette anche di sperimentare con prodotti che potresti non acquistare abitualmente.

Preparazione di Colazioni Tematiche e Sociali

Occasionalmente, organizza colazioni tematiche o invita amici o familiari a unirsi a te. Questo può trasformare la colazione da un pasto solitario a un evento sociale e festoso. Che si tratti di una colazione a tema per una festività o un semplice brunch domenicale, condividere il cibo con altri può rendere l'esperienza più gratificante e divertente.

Sperimentazione con Nuove Ricette e Tecniche di Cottura

Infine, non aver paura di sperimentare con nuove ricette e tecniche di cottura. Prova a fare il pane in casa, esplora diverse metodologie di cottura delle uova, o impara a preparare yogurt o kefir fatti in casa. Queste attività non solo aggiungono varietà alla tua dieta, ma arricchiscono anche la tua esperienza culinaria complessiva.

Implementando questi consigli, la tua colazione non sarà mai noiosa o ripetitiva. Nel prossimo capitolo, esploreremo come queste idee possono essere integrate nella preparazione dei pranzi, assicurando che ogni pasto contribuisca a una dieta equilibrata e stimolante, adatta a uno stile di vita dinamico e indipendente. Vediamo ora in breve, uno schema per una colazione varia ed interessante che esserci utile quando andiamo a fare la spesa per la scelta degli ingredienti.

Schema Colazione Varia e Interessante

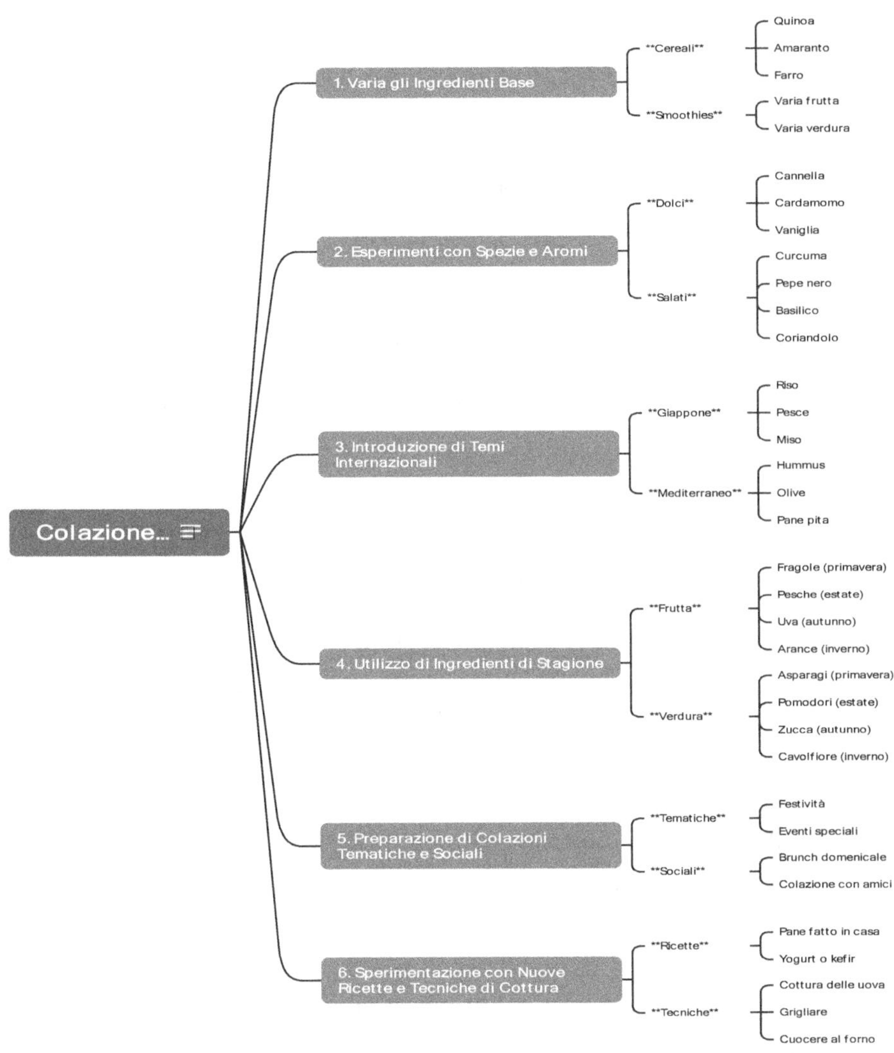

CAPITOLO 3
PRANZI SEMPLICI E VELOCI

Il pranzo è quel momento della giornata che spesso cade in un punto cruciale: tra una mattinata di lavoro intensa e un pomeriggio che promette di essere altrettanto impegnativo. Per chi vive da solo e vuole nutrirsi in modo equilibrato, trovare l'ispirazione per un pranzo rapido e salutare può essere una sfida. In questo capitolo, ci concentreremo su come reinventare il pranzo in maniera semplice e veloce, senza sacrificare il gusto o la qualità.

Quando si tratta di pranzi rapidi, l'efficienza è la chiave. L'ideale è avere a disposizione piatti che richiedono pochi ingredienti, si preparano in meno tempo possibile e si prestano a una conservazione facile, nel caso in cui avanzino delle porzioni.

Insalate Nutrienti e Sazianti

Le insalate non sono solo un contorno, ma possono diventare un pasto completo e bilanciato. Combinando verdure a foglia verde con fonti di proteine come pollo grigliato, tonno, ceci o tofu, e aggiungendo un elemento croccante come semi o noci, puoi creare una insalata che sazia e nutre.

Una vinaigrette fatta in casa con olio d'oliva extra vergine, aceto balsamico o succo di limone e un tocco di miele o senape può legare tutti i sapori. La preparazione di questi condimenti può essere fatta in grandi quantità e conservata in frigorifero per essere utilizzata all'occorrenza.

Antipasti semplici e gustosi

Gli Antipasti sono dei piatti semplici e veloci da preparare che possono se ben organizzati sostituire un pasto light e che si può consumare in breve tempo. Possono essere dei validi aiuti quando non si ha grande fantasia e tempo da dedicare ai fornelli. Gli ingredienti solitamente sono freschi e di facile reperibilità. Dei semplici spiedini di frutta sono l'ideale per le calde giornate estive, o delle chips di verdure semplici da sgranocchiare in momenti intessi della giornata.

Panini e Wrap Innovativi

Il panino è un classico del pranzo veloce, ma può essere tutto tranne che banale. Opta per pane integrale, piadine o wrap per un approccio più leggero e varia il ripieno con ingredienti freschi ogni giorno. Avocado schiacciato, verdure grigliate, strisce di pollo o salmone affumicato, arricchiti da salse come hummus o tzatziki fatti in casa, possono trasformare il tradizionale panino in un pranzo saporito e nutriente.

Zuppe Ricche di Proteine e Verdure

Una zuppa calda o fredda è confortante e nutriente, e molte ricette possono essere fatte in anticipo e scaldate al momento. Sperimenta con zuppe di lenticchie, minestroni ricchi di verdure o cremose vellutate di zucca o carote. Queste possono essere arricchite con erbe aromatiche fresche o una spolverata di formaggio grattugiato per un extra di sapore e nutrimento.

Utilizzo degli Avanzi

Un altro segreto per un pranzo veloce è sapere come reinventare gli avanzi. Un avanzo di risotto può trasformarsi in saporite polpette di riso al forno, mentre della pasta rimasta può diventare una pasta fredda insalata aggiungendo pomodori freschi, basilico e mozzarella.

Preparare un Pranzo in Meno di 20 Minuti

Avere ricette che si preparano in meno di 20 minuti è essenziale per chi ha poco tempo. Un uovo al tegamino su un letto di verdure saltate, una quinoa bowl con verdure crude e semi, o un salmone al forno con una rapida insalata di spinaci sono tutte opzioni che richiedono pochissimo tempo e soddisfano il palato e il corpo.

Mantenere la semplicità senza rinunciare alla varietà e alla nutrizione è il mantra di questo capitolo. Nei punti successivi, continueremo a esplorare come questi pranzi possono essere integrati in una vita impegnata e indipendente, sempre tenendo conto dell'importanza di una dieta bilanciata e del piacere di mangiare. Il prossimo punto, 3.1, inizierà con idee e ricette per insalate nutrienti che saziano, perfette per un pranzo in ufficio o a casa, senza richiedere troppo tempo o ingredienti complessi.

Insalate Nutrienti che Saziano

Nella ricerca di un pranzo che sia allo stesso tempo rapido, nutriente e saziante, le insalate giocano un ruolo protagonista. Non stiamo parlando delle classiche insalate minimaliste, ma di vere e proprie sinfonie di sapori e consistenze che soddisfano i sensi e apportano tutti i nutrienti necessari per affrontare il resto della giornata con energia.

Le insalate, nella loro meravigliosa versatilità, possono essere adattate a ogni stagione e a ogni palato, combinando ingredienti freschi e ricchi, capaci di trasformare una semplice pausa pranzo in un momento di puro piacere.

Componenti Chiave di un'Insalata Saziante

Un'insalata che sazia ha bisogno di più che semplici foglie verdi. Ecco gli elementi essenziali:

- **Proteine**: Scegli tra pollo, tonno, uova sode, legumi come ceci o lenticchie, o formaggi come feta o caprino. Le proteine sono cruciali per la sazietà e per mantenere i muscoli forti.

- **Carboidrati complessi**: Quinoa, farro, orzo o avena sono ottimi aggiunte che contribuiscono a saziare e fornire energia prolungata.

- **Grassi salutari**: Avocado, noci, semi o un goccio di olio extravergine d'oliva non solo aggiungono un sapore ricco, ma sono anche importanti per l'assorbimento delle vitamine liposolubili.

- **Colori e nutrienti**: Pomodori, carote, peperoni, cetrioli, bacche - l'elenco è infinito. Questi ortaggi e frutti portano vitamine, minerali e antiossidanti, oltre a rendere il piatto visivamente invitante.

- **Erbe e spezie**: Non dimenticare le erbe fresche come

basilico, coriandolo, menta o prezzemolo, che aggiungono un tocco di freschezza e hanno notevoli benefici per la salute.

Creazione di un'Insalata Bilanciata

Per costruire la tua insalata, inizia con una base di verdure a foglia verde - lattuga, spinaci, rucola o un mix primaverile - poi aggiungi colore e croccantezza con una varietà di verdure. Incorpora le proteine scelte e i carboidrati. Per finire, un condimento fatto in casa porterà tutto insieme: un'emulsione di olio, aceto o succo di limone, un pizzico di sale, pepe e magari un elemento dolce come miele o sciroppo d'acero.

12) Ricetta : Insalata di Quinoa e Ceci

Ingredienti: <u>Tempo di preparazione 10 minuti</u>

- Quinoa cotta: 1 tazza

- Ceci scolati e risciacquati: 1 tazza

- Pomodorini: 1/2 tazza, tagliati a metà

Insalate gourmet : un tocco di gusto in più

Se cerchi un'insalata che vada oltre la solita misticanza e pomodoro, ecco alcune idee più elaborate e sfiziose:

13) Insalata tiepida di quinoa con barbabietola e feta:

<u>Tempo di preparazione 35 minuti</u>

Ingredienti:

- 80g di quinoa

- 1 barbabietola precotta

- 100g di feta

- noci pecan

- miele

- aceto balsamico

- olio extravergine d'oliva

- sale e pepe

Preparazione:

1. Cuoci la quinoa secondo le istruzioni sulla confezione.

2. Taglia la barbabietola a cubetti e scaldala in padella con un filo d'olio.

3. Unisci la quinoa, la barbabietola, la feta sbriciolata e le noci pecan.

4. Condisci con un'emulsione di miele, aceto balsamico, olio, sale e pepe.

14) Insalata di avocado e salmone affumicato:

Tempo di preparazione 15 minuti

Ingredienti:

- 1 avocado

- 150g di salmone affumicato

- finocchio

- arance

- semi di sesamo

- olio extravergine d'oliva

- succo di limone

- sale e pepe

Preparazione:

1. Taglia l'avocado a metà, elimina il nocciolo e la buccia e affetta la polpa a fettine.

2. Taglia il finocchio sottilmente e le arance a spicchi.

3. Disponi l'avocado, il salmone affumicato, il finocchio e le arance su un piatto da portata.

4. Cospargi con i semi di sesamo e condisci con un'emulsione di olio, succo di limone, sale e pepe.

15) Insalata di lenticchie con crostini di pane e formaggio caprino:

Tempo di preparazione 30 minuti

- Ingredienti:

- 150g di lenticchie

- 1 cipolla rossa

- 1 peperone rosso

- crostini di pane

- formaggio caprino

- olio extravergine d'oliva

- aceto balsamico

- erbe aromatiche (timo, rosmarino)

- sale e pepe

Preparazione:

1. Cuoci le lenticchie secondo le istruzioni sulla confezione.

2. Affetta la cipolla rossa e il peperone rosso a pezzetti e grigliali leggermente.

3. Unisci le lenticchie, le verdure grigliate, i crostini di pane e il formaggio caprino a cubetti.

4. Condisci con un'emulsione di olio, aceto balsamico, erbe aromatiche, sale e pepe.

16) Insalata di cous cous con verdure croccanti e gamberi marinati:

Tempo di preparazione 25 minuti

Ingredienti:

- 100g di cous cous

- 1 zucchina

- 1 melanzana

- 1 peperone giallo

- gamberi

- salsa teriyaki

- olio extravergine d'oliva

- succo di lime

- semi di chia

- sale e pepe

Preparazione:

1. Cuoci il cous cous secondo le istruzioni sulla confezione.

2. Taglia le verdure a cubetti e grigliale.

3. Marina i gamberi nella salsa teriyaki per 15 minuti.

4. Unisci il cous cous, le verdure grigliate, i gamberi marinati e i semi di chia.

5. Condisci con un'emulsione di olio, succo di lime, sale e pepe.

Consigli:

- Per un tocco di croccantezza, puoi aggiungere alle tue insalate frutta secca tostata, semi o granella.

- Se ami i sapori speziati, puoi utilizzare spezie come curry, paprika o peperoncino in polvere.

- Puoi personalizzare le tue insalate con i tuoi ingredienti preferiti.

Antipasti veloci e gustosi per tutti i gusti

17) Spiedini di frutta fresca:

<u>Tempo di preparazione 10 minuti</u>

Ingredienti:

- Frutta di stagione a scelta (fragole, banane, kiwi, ananas, mango, ecc.)

Preparazione:

a) Lavare la frutta e tagliarla a pezzetti.

b) Infilzare i pezzi di frutta su degli spiedini alternando i diversi tipi di frutta.

Servire subito.

18) Bruschette con pomodorini e basilico:

<u>Tempo di preparazione 10 minuti</u>

Ingredienti:

- Pane (con o senza glutine)

- Pomodorini

- Basilico fresco

- Olio extravergine d'oliva

- Sale e pepe

Preparazione:

Tostare il pane.

Tagliare i pomodorini a metà.

Condire il pane tostato con olio extravergine d'oliva, sale e pepe.

Aggiungere i pomodorini e le foglie di basilico fresco.

19) Chips di verdure al forno:

<u>Tempo di preparazione: 35 minuti</u>

- **Ingredienti:**

Verdure a scelta (patate dolci, barbabietole, carote, zucchine, ecc.)

Olio extravergine d'oliva. Sale e pepe

- **Preparazione:**

1. Preriscaldare il forno a 200°C.

2. Tagliare le verdure a fettine sottili.

3. Condire le verdure con olio extravergine d'oliva, sale e pepe.

4. Disporre le verdure su una teglia da forno coperta con carta da forno.

5. Cuocere in forno per 20-30 minuti, girando le verdure a metà cottura.

20) Guacamole con verdure crude:

Tempo di preparazione: 15 minuti

- **Ingredienti:**

  - 1 avocado maturo
  - Succo di lime
  - Cipolla rossa tritata
  - Pomodoro a pezzetti
  - Cilantro fresco tritato
  - Sale e pepe
  - Verdure crude a scelta (carote, sedano, peperoni, ecc.)

Preparazione:

1. Schiacciare l'avocado in una ciotola e condirlo con succo di lime, sale e pepe.

2. Aggiungere la cipolla rossa tritata, il pomodoro a pezzetti e il cilantro fresco tritato.

3. Mescolare bene.

4. Servire il guacamole con verdure crude tagliate a bastoncino.

21) Hummus di ceci con pita bread:

<u>Tempo di preparazione: 15 minuti</u>

Ingredienti:

- 200 g di ceci precotti
- Tahina
- Succo di limone
- Acqua
- Olio extravergine d'oliva
- Paprika
- Sale e pepe
- Pita bread (con o senza glutine)

- **Preparazione:**

1. Frullare i ceci precotti con la tahina, il succo di limone, l'acqua, l'olio extravergine d'oliva, la paprika, il sale e il pepe fino a ottenere un composto cremoso.

2. Servire l'hummus con pita bread.

Consigli:

- Puoi utilizzare la frutta secca tritata (mandorle, noci, pinoli) per arricchire il sapore degli antipasti.

- Se hai poco tempo, puoi utilizzare delle verdure già grigliate o cotte al vapore.

- Puoi preparare l'hummus di ceci in anticipo e conservarlo in frigorifero per 2-3 giorni.

- Per rendere gli spiedini di frutta più sfiziosi, puoi aggiungere dei cubetti di formaggio feta o del tofu sbriciolato.

- I chips di verdure al forno possono essere un'alternativa sana e gustosa alle patatine fritte.

PANINI E WRAP INNOVATIVI

Quando si parla di pranzi veloci, i panini e i wrap sono soluzioni che subito vengono in mente per la loro praticità. Tuttavia, con un pizzico di creatività, possono trasformarsi in veri e propri capolavori gastronomici, che stimolano il palato e appagano l'appetito. In questo capitolo, ci dedicheremo a reinventare il concetto di panino e wrap, trasformandoli in alternative innovative e gustose che si adattano perfettamente a uno stile di vita dinamico.

L'Arte del Panino Perfetto

Un panino inizia con una buona base: il pane. Optare per pane integrale, multicereali o pane artigianale può fare la differenza sia in termini di sapore che di valore nutrizionale. Una volta scelto il pane giusto, passiamo al ripieno, dove le combinazioni possono essere infinite.

Proteine e Freschezza

Le proteine sono un componente essenziale per garantire che il panino sia saziante. Pollo grigliato, salmone affumicato, fette di tofu marinate, o uova strapazzate possono fornire una solida base di proteine. A questo si aggiungono verdure fresche come lattuga croccante, pomodori maturi, cetrioli o germogli per una nota croccante e fresca.

Il Fattore "Wow"

Per rendere un panino veramente speciale, dobbiamo aggiungere il fattore "wow". Ingredienti come un'abbondante spalmata di hummus, avocado maturo, pesto fatto in casa, o tapenade d'olive possono rivoluzionare il sapore di un semplice panino.

Wrap: Una Tela per la Creatività

Il wrap è una tela bianca che permette di sbizzarrirsi con la creatività. Una piadina integrale, un foglio di nori, o una grande foglia di lattuga possono fungere da involucro per una varietà di ripieni. Dall'insalata di pollo cesar al sushi wrap con verdure e quinoa, le possibilità sono limitate solo dalla fantasia.

22) Wrap Mediterraneo

Tempo di preparazione 10 minuti

Ingredienti:

- Wrap integrale: 1

- Hummus: 3 cucchiai

- Verdure grigliate (melanzane, peperoni, zucchine): 1/2 tazza

- Olive kalamata denocciolate: 1/4 di tazza

- Formaggio feta sbriciolato: 1/4 di tazza

- Foglie di lattuga: 2 o 3

- Olio extravergine d'oliva e aceto balsamico: un filo

Preparazione:

1. Stendere il wrap e spalmare uniformemente l'hummus.

2. Disporre le verdure grigliate, le olive e il formaggio feta su metà del wrap.

3. Aggiungere le foglie di lattuga, quindi condire con olio e aceto.

4. Arrotolare il wrap con cura, facendo attenzione a non romperlo, e tagliare a metà.

22) Wrap con Farina di Ceci

<u>Tempo di preparazione 20 minuti</u>

Ingredienti:

- Farina di ceci: 1 tazza

- Acqua tiepida: circa 1 tazza (aggiungere gradualmente fino a ottenere la consistenza desiderata)

- Olio extravergine d'oliva: 1 cucchiaio

- Sale: 1/2 cucchiaino

- Spezie a piacere (cumino, paprika, curcuma): 1/2 cucchiaino

Preparazione:

1. In una ciotola grande, mescolare la farina di ceci con il sale e le spezie scelte.

2. Aggiungere gradualmente l'acqua tiepida, mescolando con una frusta o un cucchiaio di legno per evitare la formazione di grumi, fino a quando non si ottiene un impasto simile a una pastella spessa e omogenea.

3. Incorporare l'olio d'oliva, che aiuterà a rendere il wrap più morbido e flessibile.

4. Lasciare riposare l'impasto per circa 10 minuti; questo tempo permette alla farina di idratarsi correttamente.

5. Riscaldare una padella antiaderente a fuoco medio e ungere leggermente con un po' d'olio.

6. Versare un mestolo di impasto nella padella calda e ruotare la padella per stendere l'impasto in un cerchio sottile.

7. Cuocere per circa 2-3 minuti o fino a quando i bordi iniziano

a staccarsi facilmente. Capovolgere il wrap con una spatola e cuocere per un altro minuto o due sull'altro lato.

8.   Rimuovere il wrap dalla padella e posizionarlo su un piatto. Coprire con un panno per mantenere la morbidezza mentre si cucinano gli altri wrap.

9.   Ripetere il processo con il resto dell'impasto.

Questi wrap possono essere riempiti con un'ampia varietà di ripieni, proprio come i wrap tradizionali. Sono particolarmente deliziosi con ripieni di ispirazione mediterranea come hummus, verdure grigliate, falafel, insalata greca, o con ripieni di ispirazione indiana come pollo al curry, verdure saltate con spezie e yoghurt.

Una volta preparati, possono essere consumati immediatamente o conservati in frigorifero per un utilizzo successivo. Avvolgere i wrap in pellicola trasparente o alluminio per mantenerli freschi.

Con questi consigli, il pranzo diventa un appuntamento culinario da non perdere, un momento per ricaricare le batterie con piatti gustosi e salutari. Nel punto successivo, approfondiremo come le zuppe possono diventare un pranzo confortante e nutriente, con ricette semplici che possono essere preparate in anticipo o al momento, ideali per chi cerca soluzioni pratiche senza rinunciare al sapore.

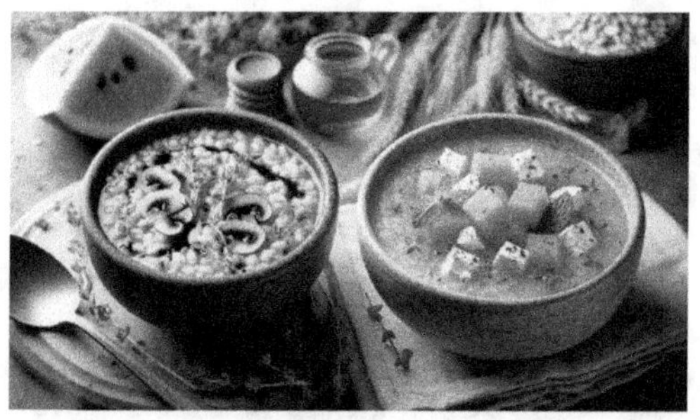

ZUPPE RAPIDE RICCHE DI PROTEINE E VERDURE

Un piatto che spesso viene trascurato per il pranzo è la zuppa. Vista come un semplice antipasto o come un comfort food per i giorni freddi, la zuppa in realtà può diventare un protagonista del pranzo grazie alla sua capacità di unire in modo armonioso nutrimento, semplicità e comfort. In questo capitolo, ci dedichiamo a zuppe rapide che sono un concentrato di proteine e verdure, ideali per chi cerca un pasto completo e facile da preparare.

La Zuppa: Un Più di Un Pasto

Le zuppe sono vere e proprie alleate per chi cerca di mantenere un'alimentazione sana e per chi vive da solo. Possono essere preparate in grandi quantità e conservate per diversi giorni o congelate per avere sempre a disposizione un pasto pronto e bilanciato. Inoltre, permettono di sfruttare al meglio gli ingredienti freschi di stagione e di consumare una varietà di verdure e legumi che forse altrimenti resterebbero fuori dalla nostra dieta quotidiana.

Ricche di Proteine

L'aggiunta di proteine alle zuppe non solo le rende più sazianti, ma assicura anche l'apporto di aminoacidi essenziali necessari al nostro organismo. Legumi come lenticchie, ceci e fagioli sono scelte eccellenti per arricchire le zuppe e renderle sostanziose. Per chi preferisce le proteine animali, il pollo a pezzetti, la carne magra tritata, o anche il pesce possono essere facilmente integrati.

Veloci e Facili

Una zuppa può essere sorprendentemente veloce da preparare, specialmente se si utilizzano ingredienti freschi e di facile cottura o se si sfruttano prodotti semi-pronti di qualità, come brodi biologici o verdure surgelate già tagliate.

Creatività e Varietà

Ogni zuppa può essere un'opera d'arte culinaria: l'introduzione di erbe aromatiche e spezie può trasformare un piatto semplice in qualcosa di esotico e avventuroso. La curcuma e lo zenzero, per esempio, non solo aggiungono sapore, ma hanno anche proprietà anti-infiammatorie note.

23) Zuppa di Lenticchie e Spinaci

Tempo di preparazione 30 minuti

Ingredienti:

- Lenticchie rosse: 1 tazza

- Spinaci freschi: 2 tazze

- Brodo di verdure: 4 tazze

- Carota media, tagliata a dadini: 1

- Sedano, tagliato a dadini: 1 gambo

- Cipolla tritata: 1 piccola

- Aglio, schiacciato: 2 spicchi

- Pomodori pelati in latta: 1 tazza

- Cumino in polvere: 1 cucchiaino

- Olio extravergine d'oliva: 2 cucchiai

- Sale e pepe: q.b.

- Succo di limone: per guarnire

Preparazione:

1. In una pentola capiente, soffriggere la cipolla, l'aglio, la carota e il sedano con l'olio fino a che non diventano morbidi.

2. Aggiungere le lenticchie, i pomodori e il brodo di verdure. Portare a ebollizione, poi abbassare il fuoco e lasciar cuocere per circa 20 minuti o finché le lenticchie non sono tenere.

3. Aggiungere gli spinaci e cuocere fino a che non appassiscono.

4. Condire con cumino, sale e pepe, e aggiungere un tocco di freschezza con un po' di succo di limone prima di servire.

Questa zuppa può essere servita sia calda che a temperatura ambiente, ed è perfetta per i pasti invernali come quelli estivi.

24) Zuppa di Pollo e Verdure

Tempo di preparazione 35 minuti

Ingredienti:

- Petto di pollo: 300 grammi, tagliato a cubetti

- Brodo di pollo: 1 litro

- Carote: 2 medie, tagliate a rondelle

- Zucchine: 2 medie, tagliate a mezzelune

- Cipolla: 1 piccola, tritata

- Aglio: 2 spicchi, tritati

- Olio extravergine d'oliva: 2 cucchiai

- Rosmarino fresco: 1 rametto

- Sale e pepe: q.b.

Preparazione:

1. In una pentola capiente, riscaldare l'olio e soffriggere la cipolla e l'aglio fino a renderli traslucidi.

2. Aggiungere il pollo e farlo rosolare su tutti i lati.

3. Aggiungere le carote e le zucchine, mescolando per qualche minuto.

4. Versare il brodo di pollo, aggiungere il rosmarino e portare a ebollizione.

5. Ridurre il fuoco, coprire e lasciar sobbollire per circa 20 minuti o fino a quando il pollo è cotto e le verdure sono tenere.

6. Condire con sale e pepe e servire caldo.

25) Zuppa di Orzo e Funghi

Tempo di preparazione 45 minuti

Ingredienti:

- Orzo perlato: 1/2 tazza

- Funghi champignon: 200 grammi, affettati

- Brodo vegetale: 1 litro

- Cipolla: 1 piccola, tritata

- Aglio: 1 spicchio, tritato

- Timo fresco: 1 cucchiaino o secco

- Olio extravergine d'oliva: 2 cucchiai

- Sale e pepe: q.b.

Preparazione:

1. In una pentola, riscaldare l'olio e aggiungere la cipolla e l'aglio, soffriggendo fino a doratura.

2. Aggiungere i funghi e cuocere fino a quando non rilasciano il loro liquido e iniziano a dorarsi.

3. Incorporare l'orzo e tostare per un minuto.

4. Versare il brodo e aggiungere il timo. Portare a ebollizione.

5. Abbassare il fuoco e cuocere fino a quando l'orzo è morbido, circa 30 minuti.

6. Regolare di sale e pepe e servire caldo con un filo di olio a crudo.

26) Zuppa di Pomodoro e Basilico

Tempo di preparazione 45 minuti

Ingredienti:

- Pomodori pelati: 800 grammi (in scatola)

- Brodo vegetale: 1 litro

- Basilico fresco: un mazzetto

- Aglio: 2 spicchi, tritati

- Cipolla: 1 piccola, tritata

- Olio extravergine d'oliva: 2 cucchiai

- Zucchero: 1 cucchiaino (per bilanciare l'acidità)

- Sale e pepe: q.b.

Preparazione:

1. In una pentola grande, riscaldare l'olio e aggiungere cipolla e aglio, soffriggendoli fino a che non diventano morbidi.

2. Aggiungere i pomodori pelati e schiacciarli leggermente con il dorso di un cucchiaio.

3. Versare il brodo, aggiungere lo zucchero (se usato), sale e pepe.

4. Lasciar cuocere a fuoco medio per circa 20 minuti.

5. Aggiungere il basilico tritato o intero e cuocere per altri 10 minuti.

6. Usare un frullatore a immersione per rendere la zuppa cremosa. Servire calda con una spolverata di formaggio grattugiato, se desiderato.

27) Zuppa fredda di anguria e feta

<u>Tempo di preparazione 15 minuti</u>

Ingredienti:

- 500 g di anguria,

- 200 g di feta,

- 1 cetriolo, 1 cipolla rossa, 1 menta fresca q.b.,

- olio extravergine d'oliva q.b., sale e pepe q.b.

- **Preparazione:**

- Tagliate l'anguria a pezzetti, la feta a cubetti, il cetriolo e la cipolla a pezzetti. Frullate l'anguria con il cetriolo e la cipolla. Aggiungete la feta, la menta, l'olio, il sale e il pepe. Frullate nuovamente fino a ottenere una crema omogenea. Servite con crostini di pane.

Queste zuppe sono facili da preparare e perfette per un pranzo nutriente e confortante. Ricordati di personalizzare le ricette a seconda dei tuoi gusti e delle verdure di stagione disponibili. Nel punto successivo, parleremo di come utilizzare gli avanzi in maniera creativa e gustosa, trasformandoli in nuovi piatti per un pranzo veloce o una cena leggera.

USO DEGLI AVANZI PER CREARE NUOVI PASTI

La cucina di riutilizzo, ovvero l'arte di trasformare gli avanzi in nuovi pasti, è una pratica saggia e creativa che rispecchia la filosofia del "non sprecare". In questo capitolo esploreremo come dare nuova vita agli avanzi, trasformandoli in pranzi gustosi e veloci che si adattano perfettamente alla vita di chi mangia da solo e desidera ottimizzare tempo e risorse.

Rigenerare gli Avanzi

Gli avanzi non devono essere una semplice ripetizione del pasto precedente, ma possono diventare l'ispirazione per qualcosa di completamente nuovo. Ad esempio, il pollo arrosto della cena può essere sminuzzato e trasformato in un'insalata fresca per il pranzo, o le verdure grigliate possono diventare la base per una frittata o una quiche.

Incorporare Nuovi Sapori

Integrare nuovi sapori è il segreto per rinnovare gli avanzi. Aggiungere spezie, erbe fresche o una salsa diversa può completamente cambiare il profilo di gusto di un piatto. Un avanzo di riso può diventare un risotto aromatico con l'aggiunta di zafferano, o un curry veloce con l'introduzione di una miscela di spezie.

Ricette Flessibili per Gli Avanzi

Le ricette che seguono sono esempi di quanto sia facile trasformare gli avanzi in nuovi piatti entusiasmanti.

28) Insalata di Riso Rivisitata

Tempo di preparazione 30 minuti

Ingredienti:

- Riso bianco o integrale cotto: 2 tazze

- Verdure miste (ad esempio, zucchine, peperoni, pomodorini)

- Tonno al naturale o pollo arrosto sminuzzato: 1 scatoletta o equivalente

- Olive nere: una manciata

- Olio extravergine d'oliva, succo di limone, sale e pepe: per condire

Preparazione:

1. Unire il riso con le verdure, il tonno o il pollo, e le olive in una ciotola grande.

2. Condire con olio, limone, sale e pepe.

3. Mescolare bene e servire freddo o a temperatura ambiente.

29) Frittata di Verdure e Pasta

Tempo di preparazione 25 minuti

Ingredienti:

- Pasta cotta avanzata (qualsiasi tipo): 2 tazze

- Verdure miste (ad esempio, spinaci, funghi, pomodorini): 2 tazze

- Uova sbattute: 4

- Formaggio grattugiato (parmigiano, pecorino, o altro a piacere): 1/2 tazza

- Sale, pepe, e erbe a piacere: q.b.

Preparazione:

1. In una padella, saltare le verdure fino a che non sono tenere.

2. Aggiungere la pasta e distribuirla uniformemente.

3. Versare le uova sbattute con il formaggio e le erbe sopra la pasta e le verdure.

4. Cuocere a fuoco medio-basso fino a quando le uova non sono quasi del tutto rapprese.

5. Finire la cottura in forno o sotto il grill per dorare la superficie.

Trasformazione degli Avanzi di Zuppa

Anche una zuppa può essere riutilizzata in modi sorprendenti. Ad esempio, una zuppa di verdure avanzata può trasformarsi in una crema per pasta o riso, o può essere addensata per diventare una base per un ripieno di torte salate o casseruole.

Rispetto per gli Ingredienti

L'uso intelligente degli avanzi non solo è un atto di rispetto per il cibo e per l'ambiente, ma anche una dimostrazione di rispetto per se stessi e per il proprio tempo e denaro. Con un po' di fantasia e flessibilità, è possibile creare pranzi che rinnovano il piacere della tavola ogni giorno.

Il prossimo punto si concentrerà su come preparare un pranzo in meno di 20 minuti, sottolineando la necessità di piatti che siano non solo rapidi da preparare ma anche nutrizionalmente completi e deliziosi, perfetti per il ritmo serrato della vita moderna.

PREPARARE UN PRANZO IN MENO DI 20 MINUTI

Nella vita frenetica di chi vive da solo, il pranzo può spesso trasformarsi in un rapido spuntino mangiato sulle gambe o, nel peggiore dei casi, saltato del tutto. Tuttavia, dedicare anche solo 20 minuti alla preparazione di un pranzo equilibrato può fare la differenza per il benessere fisico e mentale. In questo capitolo, ci concentreremo su come organizzare e preparare pranzi deliziosi in meno di 20 minuti, dimostrando che la velocità non deve necessariamente compromettere la qualità o il gusto.

Organizzazione e Pianificazione

Il segreto per preparare un pranzo veloce è l'organizzazione. Avere a portata di mano gli ingredienti base, come verdure pre-tagliate, proteine pronte o semi cotte e condimenti semplici, è fondamentale. Inoltre, conoscere alcune tecniche di cottura rapida può trasformare completamente l'approccio alla preparazione dei pasti.

Tecniche di Cottura Veloce

La padella wok, per esempio, è ideale per saltare rapidamente verdure e proteine, creando piatti ricchi di sapore e nutrienti in pochi minuti. Anche l'uso del microonde per cuocere le verdure o del tostapane per scaldare rapidamente panini o bruschette può essere un ottimo modo per velocizzare il processo.

Ecco alcune idee di pranzi che possono essere preparati in meno di 20 minuti:

30) Insalata di Pollo e Avocado

Tempo di preparazione 15 minuti

Ingredienti:

- Petto di pollo grigliato o al forno (già cotto): 150 grammi

- Avocado: 1 maturo, tagliato a cubetti

- Pomodorini ciliegia: 10, tagliati a metà

- Lattuga o insalata mista: 2 manciate

- Olio extravergine d'oliva e succo di limone: per condire

- Sale e pepe: q.b.

Preparazione:

1. Affettare il pollo già cotto e unirlo in una ciotola con l'avocado e i pomodorini.

2. Aggiungere l'insalata e condire con olio, limone, sale e pepe.

3. Mescolare delicatamente e servire.

31) Wrap di Salmone Affumicato e Rucola

Tempo di preparazione 15 minuti

Ingredienti:

- Wrap o tortilla integrale: 1

- Salmone affumicato: 2 fette

- Rucola: un pugno

- Formaggio fresco spalmabile o yogurt greco: 2 cucchiai

- Capperi e aneto: a piacere

Preparazione:

1. Spalmare il formaggio o lo yogurt sul wrap.

2. Disporre il salmone, la rucola, i capperi e l'aneto.

3. Arrotolare il wrap, tagliarlo a metà e servire.

32) Pasta al Pesto di Rucola

<u>Tempo di preparazione 15 minuti</u>

Ingredienti:

- Pasta corta (es. farfalle, penne): 100 grammi

- Rucola: 1 manciata

- Noci o pinoli: 1 cucchiaio

- Aglio: 1 spicchio

- Parmigiano grattugiato: 2 cucchiai

- Olio extravergine d'oliva: quanto basta

- Sale e pepe: q.b.

Preparazione:

1. Cuocere la pasta in acqua salata seguendo i tempi indicati sulla confezione.

2.   Nel frattempo, preparare il pesto frullando la rucola, i pinoli, l'aglio, il parmigiano e l'olio fino a ottenere una salsa cremosa.

3.   Scolare la pasta, conservando un po' d'acqua di cottura.

4.   Mescolare la pasta con il pesto e aggiungere acqua di cottura per ottenere la consistenza desiderata.

5.   Condire con sale e pepe e servire calda.

Queste ricette dimostrano come, con un po' di preparazione e qualche trucco, è possibile

PREPARARE UN PRANZO IN MENO DI 20 MINUTI

Mantenere un'alimentazione equilibrata non deve necessariamente richiedere molto tempo, soprattutto per chi vive da solo e ha poco tempo a disposizione durante la giornata lavorativa. Preparare un pranzo gustoso e nutriente in soli 20 minuti è perfettamente possibile con un po' di organizzazione e alcune ricette intelligenti. Questo capitolo offre strategie per pianificare e preparare pranzi veloci che soddisfano sia il palato che le esigenze nutrizionali, senza sacrificare la qualità.

Efficienza in Cucina

Prima di tutto, è essenziale avere una cucina ben organizzata, con tutti gli utensili necessari a portata di mano e gli ingredienti di base sempre disponibili. Avere una scorta di ingredienti versatili come uova, verdure fresche, pane integrale, formaggi, e proteine già cucinate come petto di pollo o tofu può facilitare enormemente la preparazione dei pasti.

Pianificazione Anticipata

Una leggera pianificazione può fare una grande differenza. Pensare in anticipo a quello che si vuole mangiare nei giorni successivi permette di fare la spesa in modo più mirato e di sfruttare al meglio il tempo in cucina. Preparare alcuni ingredienti base, come cuocere cereali o legumi, può accelerare la preparazione dei pasti nei giorni seguenti.

33) Insalata di Pollo Mediterranea

Tempo di preparazione 15 minuti

Ingredienti:

- Petto di pollo grigliato: 150 grammi

- Mix di insalata mediterranea (lattuga, rucola, pomodori secchi)

- Olive nere: una manciata

- Cetriolo: mezzo, tagliato a fette

- Feta: 50 grammi, sbriciolata

- Olio extravergine di oliva e aceto balsamico

Preparazione:

1. Tagliare il pollo a strisce e mescolarlo con l'insalata, le olive,

il cetriolo e la feta.

2. Condire con olio e aceto balsamico.

3. Servire immediatamente per un pranzo fresco e soddisfacente.

34) Spaghetti Aglio, Olio e Peperoncino

Tempo di preparazione 15 minuti

Ingredienti:

- Spaghetti: 100 grammi

- Aglio: 2 spicchi, affettati sottilmente

- Peperoncino fresco o in fiocchi: a piacere

- Prezzemolo fresco: tritato

- Olio extravergine di oliva

Preparazione:

1. Cuocere gli spaghetti in acqua salata fino a cottura al dente.

2. In una padella, soffriggere l'aglio e il peperoncino in abbondante olio.

3. Scolare la pasta e saltarla nella padella con l'olio aromatizzato.

4. Spolverare con prezzemolo fresco prima di servire.

35) Frittata di Verdure

Tempo di preparazione 15 minuti

Ingredienti:

- Uova: 3

- Mix di verdure (spinaci, pomodorini, cipolla): a piacere

- Formaggio (qualunque tipo a piacere): 50 grammi

- Sale e pepe: q.b.

- Olio di oliva: per cuocere

Preparazione:

1. In una padella, soffriggere le verdure fino a che non sono tenere.

2. Sbattere le uova con sale, pepe e formaggio, e versarle sulle verdure.

3. Cuocere a fuoco medio-basso fino a che la frittata non è dorata da entrambi i lati.

36)Insalata di Anguria, Feta e Menta

Tempo di preparazione 15 minuti

Ingredienti:

- Anguria: 4 tazze, tagliata a cubetti

- Feta: 200 grammi, sbriciolata

- Menta fresca: un mazzetto, tritata

- Cipolla rossa: 1/4, affettata finemente

- Olive nere: una manciata, denocciolate

- Olio extravergine di oliva: 2 cucchiai

- Succo di lime o limone: da 1 lime

- Sale e pepe nero: q.b.

Preparazione:

1. In una grande ciotola, combinare l'anguria, la feta, la menta, la cipolla e le olive.

2. Condire con olio, succo di lime, sale e pepe.

3. Mescolare delicatamente e lasciar riposare per 10 minuti prima di servire per permettere ai sapori di amalgamarsi.

37) Gazpacho Andaluso

<u>Tempo di preparazione 15 minuti</u>

Ingredienti:

- Pomodori maturi: 1 kg, pelati e tritati

- Cetriolo: 1 medio, pelato e tritato

- Peperone verde: 1, tritato

- Cipolla: 1/2, tritata

- Aglio: 1 spicchio, tritato

- Aceto di vino bianco: 2 cucchiai

- Olio extravergine di oliva: 1/4 di tazza

- Sale e pepe nero: q.b.

- Acqua fredda: q.b. per raggiungere la consistenza desiderata

Preparazione:

1. In un frullatore, combinare tutti gli ingredienti tranne l'acqua.

2. Frullare fino a ottenere una consistenza liscia.

3. Aggiungere acqua fredda a piacere per diluire il gazpacho secondo le preferenze personali.

4. Refrigerare per almeno 2 ore prima di servire. Servire freddo con crostini di pane o un filo di olio extravergine di oliva.

38) Ceviche di Pesce

<u>Tempo di preparazione 20 minuti</u>

Ingredienti:

- Filetti di pesce bianco fresco (es. branzino, orata): 500 grammi, tagliati a cubetti

- Succo di lime: da 4 lime

- Cipolla rossa: 1 piccola, affettata finemente

- Coriandolo fresco: un mazzetto, tritato

- Peperoncino rosso fresco: 1, tritato (opzionale)

- Sale: q.b.

Preparazione:

1. Mettere i cubetti di pesce in una ciotola e coprirli completamente con il succo di lime. Assicurarsi che il pesce sia immerso nel succo.

2. Aggiungere la cipolla, il coriandolo e il peperoncino.

3. Coprire e refrigerare per circa 2-3 ore, finché il pesce non diventa opaco e "cotto" nell'acidità del lime.

4.   Condire con sale e servire freddo, accompagnato da fette di avocado o chips di mais.

Queste ultime ricette estive non solo sono perfette per rinfrescare le tue giornate, ma sono anche piene di colori e sapori che celebrano la stagione. Sono ideali per un pranzo veloce, un picnic o come parte di una cena leggera. Nel capitolo successivo, continueremo a esplorare altre ricette ideali per le varie stagioni, arricchendo il tuo repertorio culinario e assicurando che la tua alimentazione rimanga varia e interessante tutto l'anno.

CAPITOLO 4
CENE DELIZIONE E SENZA STRESS

Dopo una lunga giornata, l'ultimo desiderio è quello di trascorrere ore in cucina. Per chi vive da solo, la cena può diventare un momento di puro piacere senza necessariamente implicare grande dispendio di energie o tempo. In questo capitolo, esploreremo una serie di ricette per cene deliziose e senza stress, progettate per essere sia appaganti che facili da preparare, consentendo di chiudere la giornata con un pasto gustoso e rilassante.

L'Arte di una Cena Semplice e Nutriente

Il segreto per una cena rilassante e senza stress risiede nella semplicità e nella preparazione. Utilizzare ingredienti freschi e di qualità, combinati in maniera sapiente, può trasformare anche i piatti più semplici in cene deliziose. È importante anche considerare piatti che richiedano una pulizia minima, riducendo così il tempo trascorso in cucina dopo cena.Ecco alcune ricette che si adattano perfettamente a queste esigenze, dimostrando che è possibile godersi una cena eccellente senza complicazioni.

39) Salmone al Forno con Asparagi e Patate Dolci

Tempo di preparazione 25 minuti

Ingredienti:

- Filetti di salmone: 2

- Asparagi: 1 mazzo, puliti e tagliati

- Patate dolci: 2 medie, tagliate a dadi

- Olio extravergine di oliva

- Sale marino e pepe nero

- Limone: 1, tagliato a fette

Preparazione:

1. Preriscaldare il forno a 200°C.

2. Disporre i filetti di salmone, gli asparagi e le patate dolci su una teglia rivestita con carta forno.

3. Condire con olio, sale e pepe, e distribuire le fette di limone sulla teglia.

4. Infornare per circa 20 minuti, o fino a quando il salmone è cotto e le verdure sono tenere.

5. Servire caldo per una cena nutriente e confortante.

40) Penne all'arrabbiata con verdure

Tempo di preparazione 30 minuti

- **Ingredienti:**

  - 320 g di penne

  - 400 g di pomodori pelati

  - 1 peperone rosso

  - 1 zucchina

- 1 cipolla rossa

- 2 spicchi d'aglio

- 2 cucchiai di olio extravergine d'oliva

- Peperoncino piccante q.b. (facoltativo)

- Sale e pepe q.b.

- Basilico fresco q.b.

Preparazione:

- Tritate la cipolla e l'aglio e soffriggeteli in olio d'oliva.

- Aggiungete il peperone e la zucchina tagliati a cubetti e cuocete per circa 10 minuti.

- Unite i pomodori pelati e schiacciati con la forchetta, il peperoncino piccante (se gradito), sale e   pepe. Cuocete per circa 20 minuti.

- Lessate le penne in acqua bollente salata.

- Scolate la pasta e conditela con il sugo di pomodoro e verdure.

41) Burger di ceci e verdure

<u>Tempo di preparazione 15 minuti</u>

- **Ingredienti:**

- 400 g di ceci secchi

- 1 cipolla rossa

- 1 spicchio d'aglio

- 1 patata media

- 1 carota

- 1 gambo di sedano

- 1 cucchiaio di pan grattugiato

- Prezzemolo fresco q.b.

- Sale e pepe q.b.

- 4 panini per hamburger

- Insalata verde q.b.

- Pomodoro q.b.

- Cipolla rossa q.b.

- Salsa a piacere (maionese vegana, guacamole, ketchup)

Preparazione:

1. Mettete i ceci in ammollo per almeno 12 ore. Sciacquateli e lessateli in acqua bollente per circa 40 minuti (o prendete i ceci già lessati in barattolo di vetro)

2. Tritate la cipolla, l'aglio, la patata, la carota e il sedano. Soffriggeteli in olio d'oliva.

3. Frullate i ceci con le verdure soffritte, il pan grattugiato, il prezzemolo, sale e pepe fino a ottenere un composto omogeneo.

4. Formate i burger con il composto di ceci e cuoceteli in

padella con un filo d'olio per circa 5 minuti per lato.

5.   Scaldate i panini per hamburger.

6.   Farcite i panini con i burger di ceci, insalata verde, pomodoro, cipolla rossa e la salsa a piacere.

Consigli:

• Potete arricchire la crema di ceci con un pizzico di cumino o curry in polvere.

• Per un sapore più intenso, potete aggiungere alle verdure grigliate un filo di

Nel paragrafo successivo andremo ad analizzare come preparare dei cibi che ci permettono di minimizzare al massimo i tempi di pulizia.

PIATTI UNICI PER MINIMIZZARE I TEMPI DI PULIZIA

La convenienza in cucina non è solo una questione di tempo impiegato per cucinare, ma anche del tempo necessario per pulire dopo. I piatti unici sono una soluzione eccellente per chi desidera godersi una cena deliziosa senza dover affrontare un lungo lavoro di pulizia post-cottura. Questo capitolo si dedica a esplorare ricette che utilizzano una sola pentola, padella o teglia, massimizzando il gusto e minimizzando il disordine.

Vantaggi dei Piatti Unici

I piatti unici non solo riducono il numero di utensili da lavare, ma sono anche perfetti per bilanciare i nutrienti in un unico pasto gustoso e completo. Concentrandosi su ingredienti che cuociono insieme, si ottiene un mix di sapori che si arricchiscono a vicenda durante la cottura, rendendo ogni boccone ricco e soddisfacente.

Ricette per Piatti Unici

Ecco alcune idee di piatti unici che puoi preparare rapidamente e con poco sforzo di pulizia:

42) Pollo e Verdure al Forno

Tempo di preparazione 50 minuti

Ingredienti:

- Cosce di pollo: 4

- Patate: 3 medie, tagliate a cubetti

- Carote: 2 grandi, tagliate a bastoncini

- Cipolle: 2 piccole, tagliate a spicchi

- Aglio: 4 spicchi, interi

- Rosmarino fresco: qualche rametto

- Olio extravergine di oliva: quanto basta

- Sale e pepe: q.b.

Preparazione:

1. Preriscaldare il forno a 200°C.

2. In una grande teglia da forno, disporre pollo, patate, carote, cipolle e aglio.

3.   Condire con olio, sale, pepe e rosmarino.

4.   Infornare per circa 40-45 minuti, o fino a quando il pollo è ben cotto e le verdure sono dorate e tenere.

5.   Servire direttamente dalla teglia per una cena completa e confortante.

43) Risotto ai Funghi

<u>Tempo di preparazione 35 minuti</u>

Ingredienti:

- Funghi misti: 300 grammi, affettati

- Riso Arborio: 1 tazza

- Brodo vegetale: circa 4 tazze, caldo

- Cipolla: 1, tritata finemente

- Vino bianco: 1/2 tazza

- Parmigiano Reggiano: 50 grammi, grattugiato

- Burro: 2 cucchiai

- Olio extravergine di oliva

- Sale e pepe: q.b.

Preparazione:

1.   In una larga padella a bordi alti, soffriggere la cipolla nell'olio fino a trasparenza.

2.   Aggiungere i funghi e cuocere fino a che non sono dorati.

3. Versare il riso e tostarlo brevemente, poi sfumare con il vino bianco.

4. Aggiungere il brodo un mestolo alla volta, mescolando frequentemente, fino a completo assorbimento e cottura del riso.

5. Fuori dal fuoco, mantecare con burro e parmigiano.

6. Servire caldo con una spolverata di pepe fresco.

Queste ricette dimostrano che è possibile creare pasti completi utilizzando un solo utensile da cucina, riducendo così i tempi di pulizia e mantenendo la cucina in ordine.

Nel prossimo punto ci concentreremo su ricette rapide di pesce e carne, esplorando come questi ingredienti possano essere cucinati in modi che rispettano la necessità di una preparazione e pulizia rapide, continuando a offrire opzioni salutari e sfiziose per la cena.

RICETTE RAPIDE DI PESCE E CARNE

Nel contesto di una cena veloce e senza stress, il pesce e la carne possono essere protagonisti di piatti gustosi che richiedono poco tempo per la preparazione e la cottura. Questo capitolo si dedica a fornire idee per preparare rapidamente piatti a base di pesce e carne, garantendo una cena ricca di proteine e sapori, pronta in pochi minuti. Questi pasti sono ideali per chi cerca opzioni salutari e sazianti senza passare ore ai fornelli.

Pesce: Veloce e Nutriente

Il pesce è noto per la sua cottura rapida e le sue qualità nutritive, soprattutto per quanto riguarda gli acidi grassi Omega-3. Ecco alcune ricette che sfruttano la rapidità con cui il pesce può essere preparato, mantenendo un occhio di riguardo per il gusto e la salute.

44) Salmone in Padella con pomodorini e olive.

Tempo di preparazione 15 minuti

- **Ingredienti:**

- 1 trancio di salmone fresco (circa 150 g)

- 10 pomodorini ciliegina

- 10 olive nere denocciolate

- 1 spicchio d'aglio

- 1 cucchiaio di olio extravergine d'oliva

- 1 cucchiaio di prezzemolo tritato

- Sale e pepe nero q.b.

- **Preparazione:**

- Lavare i pomodorini e tagliarli a metà.

- Denocciolare le olive nere.

- Soffriggere l'aglio tritato in padella con l'olio extravergine d'oliva per un minuto.

- Aggiungere il salmone e cuocerlo per 3-4 minuti per lato, a fuoco medio, fino a doratura.

- Unire i pomodorini, le olive nere e il prezzemolo tritato.

- Salare e pepare a piacere.

- Cuocere per altri 2-3 minuti, finché i pomodorini non saranno leggermente appassiti.

- Servire il salmone con il suo sughetto e accompagnare con una fetta di pane tostato.

45) Orata al Cartoccio

Tempo di preparazione 35 minuti

Ingredienti:

- Orate intere: 2 (pulite e eviscerate)

- Pomodorini: una manciata, tagliati a metà

- Olive nere: una manciata, denocciolate

- Capperi: 1 cucchiaio

- Aglio: 2 spicchi, affettati

- Vino bianco: 50 ml

- Olio extravergine di oliva

- Sale e pepe

Preparazione:

1. Preriscaldare il forno a 200°C.

2. Posizionare ciascuna orata su un foglio di carta da forno.

3. Riempire la cavità di ogni pesce con aglio, pomodorini, olive e capperi.

4.   Versare un filo di olio e un po' di vino bianco su ciascun pesce, poi salare e pepare.

5.   Chiudere bene i cartocci e cuocere in forno per 15-20 minuti.

6.   Servire subito, aprire il cartoccio al momento per mantenere tutti gli aromi.

Carne: Piatti Semplici e Saporiti

La carne è altrettanto versatile e può essere cucinata in maniera rapida per creare piatti deliziosi che non richiedono lunghe preparazioni.

46) Petto di Pollo al Limone e Timo

Tempo di preparazione 20 minuti

Ingredienti:

- Petto di pollo: 4

- Limone: 1, il succo e la scorza grattugiata

- Timo fresco: 1 cucchiaio, tritato

- Aglio: 2 spicchi, schiacciati

- Olio extravergine di oliva

- Sale e pepe

Preparazione:

1.   Battere leggermente i petti di pollo per appiattirli, garantendo una cottura uniforme.

2.   Marinare il pollo con succo di limone, scorza, timo, aglio, olio, sale e pepe per almeno 10 minuti.

3.   Cuocere in una padella a fuoco medio-alto per circa 4-5 minuti per lato, fino a doratura e cottura completa.

4.   Servire caldo, decorato con fette di limone e timo fresco.

PASTI VEGETARIANI COMPLETI

Adottare un approccio vegetariano per le cene non significa sacrificare il gusto o la soddisfazione. I pasti vegetariani possono essere incredibilmente ricchi e vari, offrendo una vasta gamma di opzioni che soddisfano tutti i palati. Questo capitolo esplora come creare cene vegetariane complete che sono non solo nutrienti e salutari, ma anche rapide da preparare e deliziose.

La Base di un Pasto Vegetariano Equilibrato

Un pasto vegetariano completo dovrebbe includere una varietà di elementi per assicurare un apporto equilibrato di nutrienti:

- **Proteine**: Elemento essenziale in qualsiasi dieta, le proteine possono essere ottenute dai legumi, tofu, tempeh, seitan, uova e formaggi.

- **Carboidrati complessi**: Forniscono energia e fibra, trovati in alimenti come cereali integrali, riso, quinoa, e pasta.

- **Grassi salutari**: Avocado, noci, semi e oli di qualità sono eccellenti fonti di grassi necessari per una dieta equilibrata.

- **Verdure e frutta**: Colorate e piene di vitamine, minerali e fibre, dovrebbero essere abbondanti in ogni pasto.

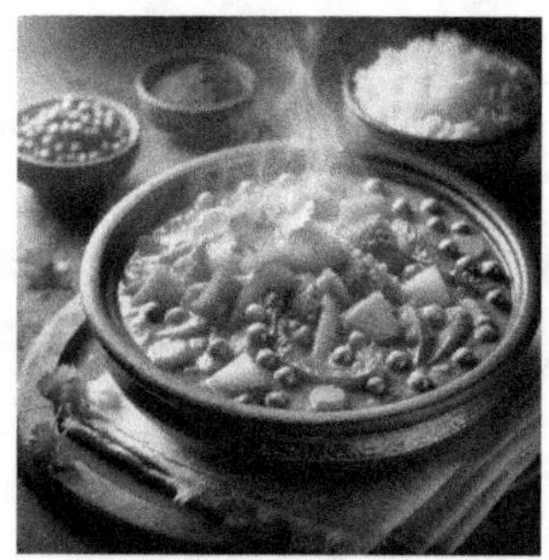

Ricette:

47) Curry di Verdure e Ceci

Tempo di preparazione 15 minuti Cottura 15 minuti

Ingredienti:

- Ceci: 1 lattina, scolati e risciacquati

- Latte di cocco: 1 lattina

- Pasta di curry rosso: 2 cucchiai

- Verdure miste (carote, peperoni, zucchine, spinaci): 4 tazze, tagliate a pezzi

- Cipolla: 1, tritata

- Aglio: 2 spicchi, tritati

- Olio di cocco: 1 cucchiaio

- Coriandolo fresco: per guarnire

- Riso integrale o basmati: per servire

Preparazione:

1.   In una grande padella, scaldare l'olio di cocco e soffriggere la cipolla e l'aglio fino a renderli trasparenti.

2.   Aggiungere la pasta di curry e cuocere per un minuto per rilasciare i sapori.

3.   Incorporare tutte le verdure e i ceci, mescolando bene con la pasta di curry.

4.   Versare il latte di cocco e portare a leggera ebollizione.

5.   Ridurre il fuoco e lasciar cuocere fino a che le verdure sono tenere, circa 15 minuti.

6.   Servire caldo su un letto di riso, guarnito con coriandolo fresco.

48) Pasta con Pesto di Rucola e Noci

Tempo di preparazione 20 minuti

Ingredienti:

- Pasta integrale: 400 grammi

- Rucola: 150 grammi

- Noci: 50 grammi, tostate

- Aglio: 1 spicchio

- Parmigiano Reggiano o nutrizionale yeast per una versione vegan: 50 grammi

- Olio extravergine di oliva: quanto basta

- Sale e pepe: q.b.

Preparazione:

1. Cuocere la pasta secondo le istruzioni del pacchetto.

2. Nel frattempo, nel mixer, frullare la rucola, le noci, l'aglio, il parmigiano (o yeast), sale, pepe e olio fino a ottenere una crema liscia.

3. Scolare la pasta, riservando un po' d'acqua di cottura.

4. Mescolare la pasta con il pesto, aggiungendo un po' d'acqua di cottura per ottenere la consistenza desiderata.

5. Servire immediatamente, con un extra di parmigiano o yeast se desiderato.

Queste ricette mostrano come i pasti vegetariani possano essere sia nutrienti che gratificanti, dimostrando che una dieta senza carne puo essere varia, colorata e piena di sapori.

COME USARE SPEZIE ED ERBE PER VARIARE I SAPORI

L'introduzione di erbe e spezie nelle proprie ricette è uno dei modi più efficaci e semplici per trasformare un piatto da ordinario a straordinario. Non solo aggiungono profondità e complessità ai piatti, ma le erbe e le spezie possono anche avere benefici per la salute, rendendo i pasti non solo più gustosi ma anche più salutari. Questo capitolo esplorerà come sfruttare al meglio queste meraviglie culinarie per arricchire e variare i sapori dei pasti quotidiani.

L'Importanza delle Spezie e delle Erbe

Le spezie e le erbe sono state utilizzate per secoli in cucina per il loro potere di migliorare il gusto dei cibi. Oltre ai benefici gustativi, molte di queste hanno proprietà antiossidanti, anti-infiammatorie e digestive. Incorporarle regolarmente nei pasti può quindi contribuire a una dieta più ricca e salutare.

Tecniche per l'Uso delle Spezie

1. **Tostatura**: Tostare le spezie secche in una padella a secco è un ottimo modo per intensificare il loro aroma. Questo processo rilascia oli essenziali e rende le spezie più fragranti, ideale per curry, stufati o marinature.

2. **Macinazione**: Le spezie fresche macinate mantengono il loro sapore più a lungo rispetto a quelle già macinate. Investire in un macinino per spezie può fare una grande differenza nel sapore dei piatti.

3. **Infusione**: Creare oli o aceti infusi con erbe e spezie è un modo eccellente per incorporare sottilmente i loro sapori nei piatti. Un olio al rosmarino o un aceto alla lavanda possono aggiungere un tocco speciale a insalate e marinature.

Ricette con Spezie ed Erbe

49) Curry Veloce di Verdure

<u>Tempo di preparazione 25 minuti</u>

Ingredienti:

- Mix di verdure a scelta: 500 grammi

- Latte di cocco: 400 ml

- Pasta di curry verde o rosso: 2 cucchiai

- Cipolla: 1, tritata

- Aglio: 2 spicchi, tritati

- Zenzero fresco: 1 pezzetto, grattugiato

- Coriandolo fresco: per guarnire

- Olio di cocco: per cucinare

- Sale: q.b.

Preparazione:

1. In una padella grande, scaldare l'olio di cocco e soffriggere la cipolla, l'aglio e lo zenzero fino a che non sono dorati.

2. Aggiungere la pasta di curry e cuocere per un minuto.

3. Versare il latte di cocco e portare a ebollizione.

4. Aggiungere le verdure e lasciar cuocere fino a che sono tenere.

5. Condire con sale e guarnire con coriandolo fresco tritato prima di servire.

50) Pasta con Pesto di Basilico e Noci

<u>Tempo di preparazione 20 minuti</u>

Ingredienti:

- Pasta: 400 grammi

- Basilico fresco: 2 mazzi

- Noci: 50 grammi

- Aglio: 1 spicchio

- Parmigiano Reggiano: 50 grammi, grattugiato

- Olio extravergine di oliva: 100 ml

- Sale e pepe: q.b.

Preparazione:

1. Nel frullatore, combinare il basilico, le noci, l'aglio, il parmigiano, sale e pepe.

2. Frullare, aggiungendo gradualmente l'olio fino a ottenere una consistenza cremosa.

3. Cuocere la pasta al dente, scolarla e mescolarla con il pesto.

4. Servire immediatamente, aggiungendo parmigiano extra se desiderato.

Utilizzando queste tecniche e ricette, è possibile creare cene variegate e piene di sapore che stimolano il palato e apportano benefici per la salute. Nel prossimo punto, esploreremo come creare una cena romantica per uno, ideale per quei momenti in cui si desidera coccolarsi con un pasto speciale, sfruttando al massimo le abilità culinarie apprese.

CREARE UNA CENA ROMANTICA PER UNO

Trattare se stessi con una cena romantica non è un'idea riservata solo alle coppie. Anche chi vive da solo può godere di un'atmosfera speciale e di un pasto delizioso che celebra l'amor proprio e il piacere di stare bene in propria compagnia. Questo capitolo è dedicato a come organizzare una serata indimenticabile per uno, trasformando una semplice cena in un'esperienza di puro godimento sensoriale.

L'Atmosfera

Per creare un'atmosfera romantica, è essenziale curare l'ambiente circostante. La luce soffusa di candele o luci a LED, una selezione di musica di sottofondo che rispecchi il tuo gusto personale e un tavolo elegantemente apparecchiato possono trasformare anche lo spazio più quotidiano in un angolo intimo e speciale. Un piccolo vaso di fiori freschi o alcuni petali sparsi sul tavolo possono aggiungere un tocco di eleganza e freschezza.

Il Menu

Il menu per una cena romantica deve essere pensato per stimolare i sensi e per essere gustato senza fretta. Ecco una proposta di menu che combina sapori raffinati e presentazione invitante, perfetta per celebrare una serata solo per te.

51) Antipasto: Capesante Saltate con Purea di Piselli <u>Tempo di preparazione 35 minuti</u>

Ingredienti:

- Capesante: 4-6, pulite

- Piselli freschi o surgelati: 1 tazza (l'utilizzo di quelli precotti riduce i tempi di preparazione)

- Burro: 1 cucchiaio

- Aglio: 1 spicchio, tritato

- Menta fresca: alcune foglie

- Sale e pepe: q.b.

- Olio extravergine di oliva: per cucinare

Preparazione:

1. In una padella, scaldare un filo di olio e un pezzetto di burro. Aggiungere l'aglio e saltare brevemente.

2. Aggiungere le capesante e cuocerle per circa 1-2 minuti per lato fino a doratura.

3. Nel frattempo, cuocere i piselli in acqua bollente fino a che non sono teneri, poi scolarli e frullarli con menta, burro, sale e pepe fino a ottenere una purea liscia.

4. Servire le capesante sopra un letto di purea di piselli.

52) Filetto di Manzo in Salsa di Vino Rosso

<u>Tempo di preparazione 15 minuti</u>

Ingredienti:

- Filetto di manzo: 1 (circa 200 g)

- Vino rosso: 1/2 tazza

- Rosmarino: 1 rametto

- Aglio: 1 spicchio, schiacciato

- Burro: 1 cucchiaio

- Olio extravergine di oliva

- Sale e pepe: q.b.

Preparazione:

1. Condire il filetto con sale e pepe.

2. In una padella ben riscaldata, aggiungere olio e burro.

3. Rosolare il filetto da ogni lato secondo il grado di cottura desiderato.

4. Togliere la carne e lasciar riposare.

5. Nella stessa padella, aggiungere aglio e rosmarino, sfumare con il vino rosso e lasciar ridurre.

6. Tagliare il filetto, disporlo su un piatto e versare sopra la salsa di vino rosso.

53) Mousse al Cioccolato con Lampone

Tempo di preparazione 15 minuti

Ingredienti:

- Cioccolato fondente: 100 g

- Panna fresca: 200 ml

- Zucchero: 2 cucchiai

- Lamponi freschi: per guarnire

Preparazione:

1. Sciogliere il cioccolato a bagnomaria.

2. Montare la panna con lo zucchero fino a ottenere una consistenza spumosa.

3. Incorporare delicatamente il cioccolato fuso alla panna montata.

4. Versare la mousse in coppette e refrigerare per almeno un'ora.

5. Servire decorando con lamponi freschi.

Queste ricette non solo deliziano il palato ma sono anche un vero piacere per gli occhi, rendendo la cena un momento speciale e curato. Nel prossimo capitolo esploreremo ulteriori tecniche e suggerimenti per arricchire ancora di più queste esperienze culinarie, rendendo ogni pasto un'occasione per celebrare il cibo e il benessere personale.

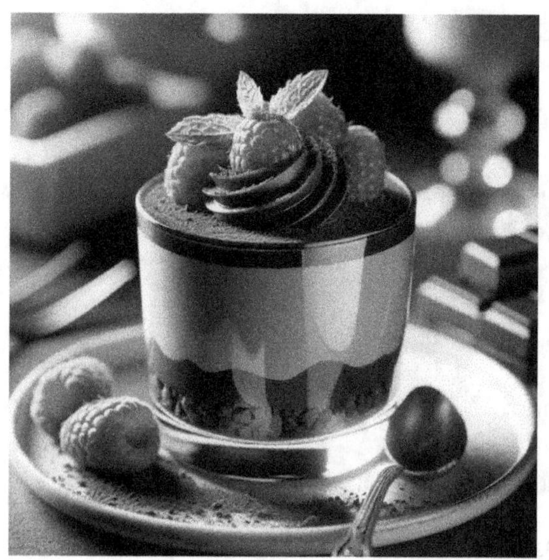

CAPITOLO 5
SNACK E SPUNTINI SALUTARI

In una routine giornaliera intensa, mantenere un'alimentazione salutare può spesso essere una sfida, soprattutto quando si tratta di trovare alternative veloci e nutrienti per gli spuntini. Lontani dall'idea di snack poco salutari consumati velocemente tra un impegno e l'altro, questo capitolo si concentra su opzioni sane, facili da preparare, e soprattutto deliziose. Gli snack e gli spuntini possono essere un eccellente modo per integrare nutrienti essenziali nella nostra dieta, mantenendoci energici e soddisfatti durante tutto il giorno.

L'Importanza degli Spuntini Salutari

Uno spuntino ideale dovrebbe combinare un buon equilibrio di macronutrienti - proteine, grassi salutari e carboidrati complessi - per garantire un rilascio di energia costante. Inoltre, è fondamentale includere fibre e micronutrienti per ottimizzare il benessere digestivo e generale. Gli spuntini non solo placano la fame tra i pasti, ma prevengono anche sbalzi di zuccheri nel sangue, aiutando a mantenere stabili i livelli di energia e concentrazione.

IDEE PER SNACK VELOCI E NUTRIENTI

1. Mix di Frutta Secca e Noci

Un classico tra gli spuntini, il mix di frutta secca e noci offre una dose eccellente di proteine, grassi salutari e fibre. Mandorle, noci, anacardi e una selezione di frutta secca come albicocche, fichi o prugne possono essere un'ottima soluzione per uno spuntino rapido.

Preparazione:

1. Combinare in una piccola borsa o contenitore una manciata di noci miste e frutta secca.

2. Per un tocco di sapore, aggiungere un pizzico di sale marino o cannella.

2. Bastoncini di Verdure con Hummus

Le verdure crude sono ricche di fibre e vitamine. Accompagnate da una porzione di hummus, ricco di proteine grazie ai ceci, creano un perfetto equilibrio di sapori e nutrienti.

Preparazione:

1. Tagliare carote, cetrioli e peperoni in bastoncini.

2. Servire con una ciotola di hummus per intingere.

3. Yogurt Greco con Miele e Frutta

Lo yogurt greco è una fonte eccellente di proteine e, quando abbinato a frutta fresca e un tocco di miele, diventa uno spuntino delizioso e nutriente.

Preparazione:

1. Versare una porzione di yogurt greco in una ciotola.

2. Aggiungere frutta fresca a scelta (bacche, fette di banana o mela).

3. Drizzare con un filo di miele per una dolcezza naturale.

Snack Creativi e Pratici

4. Avocado Ripieno

L'avocado è una superfood ricca di grassi monoinsaturi benefici per il cuore. Riempito con ingredienti salutari, può trasformarsi in uno spuntino sostanzioso e ricco di nutrienti.

Preparazione:

1. Tagliare un avocado a metà e rimuovere il nocciolo.

2. Riempire il centro con una mistura di tonno al naturale, pomodorini tagliati e un pizzico di sale e pepe.

54) Palline Energetiche di Banana e Avena

<u>Tempo di preparazione 20 minuti</u>

Queste palline energetiche sono un ottimo snack per bambini, facili da mangiare e piene di ingredienti salutari. Sono dolci naturalmente e completamente personalizzabili in base ai gusti e alle esigenze alimentari.

Ingredienti:

- Banane mature: 2

- Avena in fiocchi: 1 tazza

- Burro di mandorle: 1/4 di tazza

- Semi di chia: 2 cucchiai

- Miele: 1 cucchiaio (opzionale, per dolcezza extra)

- Estratto di vaniglia: 1 cucchiaino

- Cannella: 1 cucchiaino

- Gocce di cioccolato mini o frutta secca tritata: 1/4 di tazza (opzionale)

Preparazione:

1. In una ciotola grande, schiacciare le banane fino a ottenere una purea liscia.

2. Aggiungere l'avena, il burro di mandorle, i semi di chia, il miele (se usato), la vaniglia e la cannella. Mescolare bene fino a ottenere un composto omogeneo.

3. Incorporare le gocce di cioccolato o la frutta secca, se desiderato.

4. Lasciar riposare il mix per circa 10 minuti per permettere all'avena di assorbire l'umidità e rendere il composto più facile da manipolare.

5. Formare delle palline della dimensione di un boccone con le mani. Se il composto è troppo appiccicoso, si possono umidificare leggermente le mani con acqua o aggiungere un po' più di avena.

6. Disporre le palline su un piatto e refrigerare per almeno 30 minuti prima di servire. Queste palline energetiche sono non solo deliziose e facili da preparare, ma anche un modo eccellente per includere frutta, cereali integrali e grassi salutari nella dieta dei bambini. Sono perfette per uno snack dopo la scuola o per un

piccolo boost di energia prima delle attività extrascolastiche.

Gli snack e gli spuntini non sono semplicemente un modo per placare la fame, ma una parte integrante di una dieta equilibrata. Scegliendo gli ingredienti giusti, possono migliorare significativamente l'apporto nutrizionale quotidiano, supportando uno stile di vita sano e attivo.

Nel prossimo punto, esploreremo l'alternariva salutare ai cibi pronti che spesso troviamo in commercio e che risultano una facile e rapida soluzione ad una alimentazione per single e non solo.

ALTERNATIVE SALUTARI AI CIBI PRONTI COMMERCIALI

In un mondo ideale, avremmo tutti il tempo di preparare ogni pasto da zero, utilizzando solo ingredienti freschi e naturali. Tuttavia, nella realtà frenetica di oggi, i cibi pronti commerciali spesso rappresentano una soluzione pratica. Nonostante la convenienza, molti di questi prodotti possono essere carichi di conservanti, additivi e zuccheri non necessari. Questo capitolo si concentra su come creare alternative salutari a casa, che non solo soddisfano la convenienza dei cibi pronti ma sono anche migliori per la salute.

La Sfida dei Cibi Pronti

I cibi pronti commerciali sono spesso progettati per una lunga durata sugli scaffali, il che può portare a compromessi sulla qualità nutrizionale e sull'aggiunta di sostanze meno desiderabili. Creare versioni casalinghe di questi prodotti consente di controllare gli ingredienti e di evitare conservanti e additivi indesiderati.

Ricette

55) Minestrone Veloce

<u>Tempo di preparazione 10 minuti Cottura 20 minuti</u>

Ingredienti:

- Verdure assortite (carote, zucchine, pomodori, spinaci): 4 tazze, tagliate a cubetti

- Fagioli cannellini: 1 lattina, scolati e risciacquati

- Brodo vegetale o di pollo: 1 litro

- Olio extravergine di oliva: 2 cucchiai

- Aglio: 2 spicchi, tritati

- Sale e pepe: q.b.

- Erbe aromatiche (basilico, timo): a piacere

Preparazione:

1. In una grande pentola, scaldare l'olio e soffriggere l'aglio fino a doratura.

2. Aggiungere tutte le verdure e saltare per alcuni minuti.

3. Aggiungere i fagioli e il brodo, portare a ebollizione e poi abbassare il fuoco.

4. Lasciar sobbollire per circa 20 minuti o fino a quando le

verdure sono tenere.

5.   Condire con sale, pepe e erbe aromatiche prima di servire.

56) Barrette Energetiche Semi di Lino e Arachidi

<u>Tempi di preparazione 15 minuti</u>

Ingredienti:

- Avena in fiocchi: 2 tazze

- Noci tritate: 1/2 tazza

- Semi di lino: 1/4 tazza

- Miele: 1/3 di tazza

- Burro di arachidi: 1/4 di tazza

- Uvetta o cioccolato in pezzi: 1/4 di tazza

Preparazione:

1.   In una ciotola, mescolare l'avena, le noci e i semi di lino.

2.   In un pentolino, scaldare il miele e il burro di arachidi fino a che non diventano fluidi.

3.   Versare il mix liquido sugli ingredienti secchi e mescolare fino a che tutto è ben amalgamato.

4.   Aggiungere l'uvetta o i pezzi di cioccolato.

5.   Premere il composto in una teglia rivestita con carta da forno e refrigerare fino a che non è solido.

6.   Tagliare in barrette e conservare in contenitori ermetici.

57) Polpette Vegetariane di Quinoa e Ceci

<u>Tempo di preparazione 20 minuti</u>

Ingredienti:

- Quinoa: 1 tazza, cotta

- Ceci: 1 lattina, scolati e frullati fino a ottenere una pasta

- Spinaci freschi: 1 tazza, tritati

- Cipolla: 1 piccola, tritata finemente

- Aglio: 2 spicchi, tritati

- Cumino: 1 cucchiaino

- Coriandolo: 1 cucchiaino

- Sale e pepe: q.b.

- Olio extravergine di oliva

Preparazione:

1.   In una ciotola grande, mescolare la quinoa cotta, la pasta di ceci, gli spinaci, la cipolla, l'aglio, il cumino, il coriandolo, il sale e il pepe.

2.   Formare delle piccole polpette con il composto.

3.   Scaldare l'olio in una padella e cuocere le polpette su ogni lato fino a che non sono dorate e croccanti.

4. Servire calde, accompagnate da una salsa di yogurt o tahini.

58) Zuppa Fredda di Avocado e Cetriolo

<u>Tempo di preparazione 15 minuti</u>

Ingredienti:

- Avocado: 2, maturi

- Cetriolo: 1 grande, sbucciato e tritato

- Yogurt greco: 1 tazza

- Brodo vegetale freddo: 1 tazza

- Succo di lime: da 1 lime

- Coriandolo: un pugno, tritato

- Sale e pepe: q.b.

Preparazione:

1. In un frullatore, combinare l'avocado, il cetriolo, lo yogurt, il brodo, il succo di lime e il coriandolo fino a ottenere una crema liscia.

2. Condire con sale e pepe a piacere.

3. Refrigerare per almeno un'ora prima di servire.

4. Guarnire con ulteriore coriandolo tritato e una spruzzata di succo di lime.

59) Crackers di Semi Fatti in Casa

<u>Tempo di preparazione 35 minuti e cottura 30 minuti</u>

Ingredienti:

- Semi di girasole: 1/2 tazza

- Semi di zucca: 1/2 tazza

- Semi di chia: 1/4 tazza

- Semi di lino: 1/4 tazza

- Acqua: 1 tazza

- Sale marino: 1 cucchiaino

Preparazione:

1. In una ciotola, mescolare tutti i semi e il sale con l'acqua. Lasciar riposare per circa 30 minuti, fino a che l'acqua non è assorbita e i semi non formano una pasta.

2. Stendere il composto su una teglia rivestita con carta da forno, spianando fino a ottenere uno strato sottile.

3. Cuocere in forno a 180°C per circa 30 minuti o fino a che i crackers non sono dorati e croccanti.

4. Lasciar raffreddare e spezzare in pezzi.

Queste ricette offrono alternative sane e nutriente ai cibi pronti commerciali, garantendo che anche nei momenti di fretta è possibile nutrirsi in modo equilibrato. Preparare queste alternative in casa non solo migliora l'aspetto nutrizionale ma anche quello economico, riducendo la dipendenza da prodotti industriali.

STAGIONALITA' DEGLI INGREDIETI : FRESCHEZZA TUTTO L'ANNO

Nel mondo culinario, la scelta di ingredienti stagionali non è solo una moda, ma una parte essenziale della cucina che si concentra sulla freschezza, sul sapore e sulla sostenibilità. Utilizzare ingredienti stagionali significa non solo godere di cibi al loro apice nutrizionale e gustativo, ma anche supportare l'economia locale e ridurre l'impatto ambientale legato al trasporto di alimenti. Questo capitolo esplora come integrare la stagionalità nella pianificazione dei pasti per garantire che ogni piatto sia non solo delizioso ma anche in armonia con il ciclo naturale delle produzioni.

Vantaggi degli Ingredienti Stagionali

Maggiore Nutrizione e Sapore: Gli alimenti raccolti al loro picco di maturazione sono più ricchi di nutrienti e di sapore. I prodotti che non necessitano di lunghe spedizioni sono spesso colti più maturi e questo gli ha permesso di sviluppare maggiori vitamine, minerali e antiossidanti.

Supporto alla Comunità locale: Acquistare ingredienti stagionali dai mercati locali o direttamente dai produttori supporta l'economia locale e riduce le distanze di trasporto, contribuendo a diminuire l'importa di carbonio.

Costi ridotti: I prodotti stagionali sono generalmente meno costosi quando sono abbondanti. Questo non solo rende più accessibile il mangiare sano, ma permette anche di variare frequentemente la dieta senza un grande impatto economico.

Ricette che Sfruttano la Stagionalità:

59) Risotto agli Asparagi e Limone

<u>Tempo di preparazione 20 minuti</u>

Ingredienti:

- Asparagi: 500 grammi, puliti e tagliati a pezzi di 3 cm

- Riso Arborio: 1 tazza

- Brodo vegetale: circa 4 tazze, caldo

- Cipolla bianca: 1, tritata finemente

- Vino bianco secco: 1/2 tazza

- Burro: 2 cucchiai

- Parmigiano Reggiano: 1/2 tazza grattugiato

- Scorza di limone: da 1 limone

- Olio extravergine di oliva

- Sale e pepe nero

Preparazione:

1. In una padella larga, scaldare un filo d'olio e metà del burro a fuoco medio.

2. Aggiungere la cipolla tritata e soffriggere fino a che non diventa trasparente.

3. Incorporare il riso e tostarlo leggermente fino a che non è

ben ricoperto di grasso.

4.   Sfumare con il vino bianco e lasciare evaporare.

5.   Aggiungere gradualmente il brodo caldo, un mestolo alla volta, aspettando che il liquido sia assorbito prima di aggiungere il successivo, mescolando frequentemente.

6.   A metà cottura, aggiungere gli asparagi.

7.   Una volta che il riso è al dente e gli asparagi sono teneri, togliere dal fuoco e incorporare il parmigiano, la restante parte del burro e la scorza di limone.

8.   Condire con sale e pepe a piacere e servire immediatamente.

60) Bruschette con Pomodoro e Basilico

Tempo di preparazione 10 minuti

Ingredienti:

- Pomodori maturi: 4 grandi, tagliati a dadini

- Basilico fresco: un mazzetto, tritato

- Aglio: 2 spicchi, uno tritato finemente, l'altro intero

- Pane rustico: 4 fette

- Olio extravergine di oliva

- Sale e pepe nero

Preparazione:

1.   In una ciotola, combinare i pomodori con l'aglio tritato, il

basilico, sale, pepe e un generoso giro d'olio.

2. Lasciar marinare per circa 15-20 minuti a temperatura ambiente per permettere ai sapori di fondersi.

3. Nel frattempo, tostare le fette di pane fino a che non sono croccanti e dorate.

4. Strofinare il pane caldo con l'aglio intero per infondere un sapore delicato.

5. Distribuire il mix di pomodori sul pane tostato e servire immediatamente.

61) Crema di Zucca e Zenzero

<u>Tempo di preparazione 20 minuti</u>

Ingredienti:

- Zucca: 1 kg, pelata e tagliata a cubi

- Zenzero fresco: 1 pezzo di circa 2 cm, grattugiato

- Cipolla: 1, tritata

- Brodo vegetale: 1 litro

- Panna: 100 ml (opzionale)

- Olio extravergine di oliva

- Sale e pepe nero

Preparazione:

1. In una grande pentola, scaldare l'olio e soffriggere la cipolla

fino a che non è morbida.

2. Aggiungere la zucca e lo zenzero, cuocere per alcuni minuti.

3. Versare il brodo e portare a ebollizione. Ridurre il fuoco e lasciar cuocere fino a che la zucca non è molto tenera.

4. Frullare il tutto con un frullatore a immersione fino a ottenere una crema liscia.

5. Rimettere la crema nella pentola, aggiungere la panna se usata, riscaldare per un altro paio di minuti.

6. Condire con sale e pepe, servire calda con un filo d'olio a crudo.

62) Zuppa di Lenticchie con Verdure e Salsiccia

Tempo di preparazione 10 minuti Cottura 25 minuti

Ingredienti:

- Lenticchie secche: 1 tazza

- Salsiccia: 250 g, tagliata a rondelle

- Cipolla: 1 grande, tritata

- Sedano: 2 gambi, tritati

- Carote: 2 medie, tagliate a dadini

- Pomodori pelati: 400 g, tritati

- Brodo vegetale: 4 tazze

- Rosmarino fresco: 1 rametto

- Prezzemolo fresco: qualche foglia, tritata finemente

- Olio extravergine di oliva

- Sale e pepe nero

Preparazione:

1. In una pentola capiente, scaldare un po' di olio e rosolare le salsicce finché sono dorate su entrambi i lati. Rimuovere e mettere da parte.

2. Nella stessa pentola, aggiungere un po' più di olio se necessario e soffriggere la cipolla, il sedano e le carote fino a che diventano tenere.

3. Aggiungere le lenticchie e mescolare per alcuni minuti per farle tostare leggermente.

4. Versare i pomodori pelati e il brodo vegetale, aggiungere il rosmarino e portare a ebollizione.

5. Ridurre il fuoco e far cuocere a fuoco lento per circa 25-30 minuti, o fino a che le lenticchie non sono morbide.

6. Aggiungere le salsicce rosolate alla zuppa e farle riscaldare per alcuni minuti.

7. Assaggiare e regolare di sale e pepe secondo il gusto.

8. Servire calda, guarnendo con prezzemolo fresco tritato.

63) Involtini di Zucchine con Prosciutto e Scamorza

Tempo di preparazione 10 minuti Cottura 10

Ingredienti:

- 2 zucchine medie

- 100 g di prosciutto cotto

- 100 g di scamorza

- 1 uovo

- Farina q.b.

- Pangrattato

- Olio extravergine d'oliva

- Sale e pepe

Preparazione:

1. Lavare le zucchine e tagliarle a fettine sottili nel senso della lunghezza.

2. Disporre le fettine di zucchine su un piano di lavoro e appiattirle leggermente con un batticarne.

3. Su ogni fetta di zucchina, disporre una fetta di prosciutto cotto e una fetta di scamorza.

4. Arrotolare le fettine di zucchine su se stesse per formare degli involtini.

5. In una ciotola, sbattere l'uovo con un pizzico di sale e pepe.

6. Passare gli involtini di zucchine nella farina, poi nell'uovo sbattuto e infine nel pangrattato.

7. Scaldare un filo d'olio d'oliva in una padella antiaderente e cuocere gli involtini per 5 minuti per lato, o fino a doratura.

8. Servire gli involtini di zucchine caldi, accompagnati da una salsa a piacere, come salsa di pomodoro o maionese.

Consigli:

- Se preferisci un fritto più leggero, puoi cuocere gli involtini di zucchine in forno a 180°C per 20 minuti, girandoli a metà cottura.

- Puoi arricchire gli involtini con altri ingredienti a tuo gusto, come olive, pomodori secchi o funghi.

SNACH DOLCI SENZA SENSI DI COLPA

Incorporare snack dolci nella nostra dieta quotidiana può sembrare un lusso riservato ai momenti di debolezza. Tuttavia, con le giuste scelte di ingredienti e tecniche di preparazione, è possibile godersi deliziosi snack dolci senza sensi di colpa. Questo capitolo esplora ricette di snack dolci che soddisfano la voglia di dolcezza mantenendo il contenuto nutrizionale alto e le calorie ragionevoli.

L'Approccio ai Dolci Salutari

La chiave per creare snack dolci salutari è selezionare ingredienti che offrono benefici nutrizionali come fibre, proteine e grassi sani, e utilizzare dolcificanti naturali con moderazione. In questo modo, è possibile ridurre l'impatto sulla glicemia e incrementare il valore nutritivo dello snack.

Ricette di Snack Dolci Salutari

64) Biscotti di Avena e Banana

Tempo di preparazione 10 minuti Cottura 20 minuti

Ingredienti:

- Banane mature: 2

- Avena in fiocchi: 1 tazza

- Uvetta: 1/2 tazza

- Cannella: 1 cucchiaino

- Estratto di vaniglia: 1 cucchiaino

Preparazione:

1. Preriscaldare il forno a 180°C.

2. Schiacciare le banane in una ciotola grande fino a ottenere una purea.

3. Aggiungere l'avena, l'uvetta, la cannella e la vaniglia alla purea di banana e mescolare fino a combinare bene.

4. Porzionare il composto con un cucchiaio su una teglia foderata con carta da forno, formando dei piccoli biscotti.

5. Cuocere in forno per 15-20 minuti o fino a che i bordi dei biscotti non diventano dorati.

6. Lasciar raffreddare completamente prima di servire.

65) Mousse di Avocado e Cacao

<u>Tempo di preparazione 10 minuti Servire dopo 1 ore di frigorifero</u>

Questa mousse è un'opzione dolce estremamente salutare che sfrutta la cremosità dell'avocado e la ricchezza del cacao per creare un dessert delizioso e nutriente, perfetto per soddisfare la voglia di dolce senza rimorsi.

Ingredienti:

- Avocado maturo: 2

- Cacao in polvere: 1/4 di tazza

- Sciroppo d'acero o miele: 3 cucchiai (o a piacere)

- Estratto di vaniglia: 1 cucchiaino

- Latte di mandorla (o altro latte vegetale): 1/4 di tazza, per regolare la consistenza

- Pizzico di sale

Preparazione:

1. Tagliare gli avocado a metà, rimuovere il nocciolo e prelevare la polpa con un cucchiaio.

2. Mettere la polpa dell'avocado in un frullatore o un processore di cibo.

3. Aggiungere il cacao in polvere, lo sciroppo d'acero (o miele), l'estratto di vaniglia e un pizzico di sale.

4. Frullare gli ingredienti aggiungendo gradualmente il latte di mandorla fino a ottenere una consistenza liscia e cremosa.

5. Assaggiare e aggiustare di dolcezza, aggiungendo più sciroppo d'acero o miele se necessario.

6.   Trasferire la mousse in coppette e refrigerare per almeno un'ora prima di servire.

7.   Guarnire con frutta fresca, noci tritate o una spolverata di cacao in polvere prima di servire.

Questa mousse non solo è deliziosa e ricca di sapori, ma è anche ricca di grassi salutari, fibre e antiossidanti grazie agli ingredienti naturalmente nutrienti come l'avocado e il cacao. È un ottimo modo per godersi un dessert che fa bene sia al palato che al corpo.

Questa ricetta offre un'alternativa creativa e salutare agli snack dolci tradizionali, perfetta per chi cerca di mantenere uno stile di vita equilibrato senza rinunciare al piacere del cibo.

PREPARARE E CONSERVARE PER TUTTA LA SETTIMANA

Una pianificazione accurata e strategica è essenziale per mantenere una dieta equilibrata, specialmente quando si tratta di snack. Preparare e conservare snack per tutta la settimana non solo aiuta a evitare scelte alimentari poco salutari quando la fame colpisce improvvisamente, ma assicura anche che si disponga sempre di opzioni nutrienti e deliziose. Questo capitolo fornisce consigli pratici e ricette per organizzare la preparazione degli snack settimanali, ottimizzando tempo e risorse senza sacrificare la qualità o il gusto.

Pianificazione e Preparazione

Il successo nella preparazione degli snack settimanali inizia con una buona pianificazione. Dedicare un momento della settimana per pianificare, acquistare e preparare gli snack può trasformare completamente la routine alimentare.

1. Scegliere Snack Vari e Bilanciati:

• Optare per una varietà di snack che includano una buona miscela di proteine, grassi salutari, e carboidrati complessi. Questo approccio aiuta a mantenere stabili i livelli di energia e soddisfazione per tutto il giorno.

2. Utilizzare Contenitori Separati:

• Preparare e conservare gli snack in contenitori separati è essenziale per mantenere la freschezza e per evitare che i sapori si mescolino. Contenitori ermetici o sacchetti riutilizzabili sono opzioni eccellenti per conservare gli snack in frigorifero o in dispensa.

Ricette Snack per la Settimana

66) Muffin Salati di Verdure e Quinoa

Tempo di preparazione 10 minuti Cottura 25 minuti

Ingredienti:

• Quinoa cotta: 2 tazze

• Verdure miste (carote, zucchine, peperoni): 1 tazza, grattugiate

• Uova: 3

• Formaggio grattugiato: 1/2 tazza

- Sale e pepe: q.b.

Preparazione:

1. Preriscaldare il forno a 180°C e preparare una teglia per muffin con degli appositi pirottini di carta.

2. In una ciotola grande, mescolare la quinoa, le verdure grattugiate, le uova e il formaggio. Condire con sale e pepe.

3. Distribuire il composto nei pirottini per muffin, riempiendoli fino ai tre quarti.

4. Cuocere in forno per 20-25 minuti o fino a doratura.

5. Lasciar raffreddare completamente prima di conservarli in contenitori ermetici in frigorifero.

67) Chips di Mela alla Cannella

Tempo di preparazione 10 minuti Cottura 2 ore

Ingredienti:

- Mele: 4, tagliate a fette sottili

- Cannella: 1 cucchiaino

Preparazione:

1. Preriscaldare il forno a 100°C e rivestire una teglia con carta da forno.

2. Disporre le fette di mela sulla teglia in un unico strato.

3. Spolverare le fette di mela con la cannella.

4.   Cuocere in forno per 2-3 ore, girando le fette a metà cottura, fino a che sono croccanti.

5.   Lasciar raffreddare completamente prima di conservarle in contenitori ermetici.

Conservazione degli Snack

- **Refrigerazione:** Muffin salati e altri snack preparati con ingredienti freschi dovrebbero essere conservati in frigorifero e consumati entro 5 giorni.

- **A temperatura ambiente:** Snack come chips di mela possono essere conservati a temperatura ambiente in contenitori ermetici per mantenere la croccantezza.

Implementando questi suggerimenti e ricette, è possibile assicurarsi di avere sempre a disposizione snack sani per tutta la settimana, riducendo la tentazione di ricorrere a opzioni meno salutari. Nel prossimo punto, continueremo a esplorare strategie efficaci per la preparazione e conservazione degli snack, garantendo varietà e nutrimento.

CAPITOLO 6

DESSERT SEMPLICI E SANI ADATTI PER TUTTI I PALATI

Per molte persone, il dessert è il momento culminante di un pasto. Tuttavia, per coloro che seguono diete speciali, come quelle senza glutine o senza lattosio, trovare opzioni di dessert che siano sia gustose che rispettose delle loro restrizioni alimentari può essere una sfida. Questo capitolo si dedica a esplorare ricette di dessert che non solo sono facili da preparare ma anche adatte a chi deve evitare glutine e lattosio, garantendo che tutti possano godersi un finale dolce e salutare.

L'Importanza dei Dessert Senza Glutine e Senza Lattosio

La necessità di dessert senza glutine e senza lattosio nasce da condizioni come la celiachia, l'intolleranza al glutine e l'intolleranza al lattosio. Queste condizioni richiedono di evitare certi ingredienti che possono causare disagio o reazioni allergiche gravi. Fortunatamente, con l'avanzamento delle conoscenze culinarie e la disponibilità di nuovi ingredienti, è possibile creare dessert deliziosi che tutti possono gustare.

Ricette di Dessert Semplici e Sani

68) Verrine di Frutta e Yogurt

<u>Tempo di preparazione 10 minuti</u>

Ingredienti:

- Yogurt greco bianco (magro o intero, a seconda delle preferenze)

- Frutta fresca di stagione (fragole, lamponi, mirtilli, pesche, kiwi, ecc.)

- Granola o muesli (facoltativo)

- Miele o sciroppo d'acero (facoltativo, per dolcere)

Preparazione:

1. In bicchieri o coppe di vetro, alternate strati di yogurt greco e frutta fresca a proprio piacimento.

2. Per un tocco croccante, aggiungete un cucchiaio di granola o muesli tra gli strati.

3. Irrorate con un filo di miele o sciroppo d'acero, se desiderate un gusto più dolce.

Conservate in frigorifero per almeno 30 minuti prima di servire.

69) Biscotti di Cocco e Mandorle (Senza Glutine e Senza Lattosio)

<u>Tempo di preparazione 10 minuti Cottura 15 minuti</u>

Ingredienti:

- Farina di mandorle: 2 tazze

- Cocco grattugiato: 1 tazza

- Sciroppo d'acero: 1/3 di tazza

- Olio di cocco: 1/4 di tazza, fuso

- Estratto di vaniglia: 1 cucchiaino

- Un pizzico di sale marino

Preparazione:

1. Preriscaldare il forno a 180°C e rivestire una teglia con carta da forno.

2. In una grande ciotola, mescolare la farina di mandorle, il cocco grattugiato e il sale.

3. In un'altra ciotola, combinare lo sciroppo d'acero, l'olio di cocco fuso e l'estratto di vaniglia.

4. Versare gli ingredienti liquidi sugli ingredienti secchi e mescolare fino a formare un impasto omogeneo.

5. Prendere piccole porzioni di impasto e formare delle palline, appiattirle leggermente per dare la forma di biscotti.

6. Disporre i biscotti sulla teglia preparata, lasciando un po' di

spazio tra uno e l'altro.

7.   Cuocere in forno per 12-15 minuti o fino a quando i bordi iniziano a dorarsi leggermente.

8.   Lasciar raffreddare completamente i biscotti sulla teglia prima di trasferirli su una griglia per farli raffreddare completamente.

Consigli per la Creazione di Dessert Senza Glutine e Senza Lattosio

1. Sperimentare con Farine Alternative:

• Utilizzare farine senza glutine come quella di mandorle, cocco o avena per sostituire la farina di grano nei dolci.

2. Optare per Dolcificanti Naturali:

• Preferire dolcificanti naturali come sciroppo d'acero, miele o puree di frutta per addolcire i dessert in modo più salutare.

3. Arricchire con Frutta e Noci:

• Incorporare frutta fresca o secca e noci per aggiungere sapore, texture e valore nutrizionale ai dessert.

Queste ricette e consigli non solo soddisfano le necessità dietetiche di chi è sensibile al glutine e al lattosio, ma offrono anche opzioni più sane che tutti possono apprezzare. Nel prossimo punto, ci concentreremo su dolci a base di frutta fresca e secca, esplorando ulteriori modi per godere di dessert salutari che siano pieni di sapori naturali e benefici per la salute.

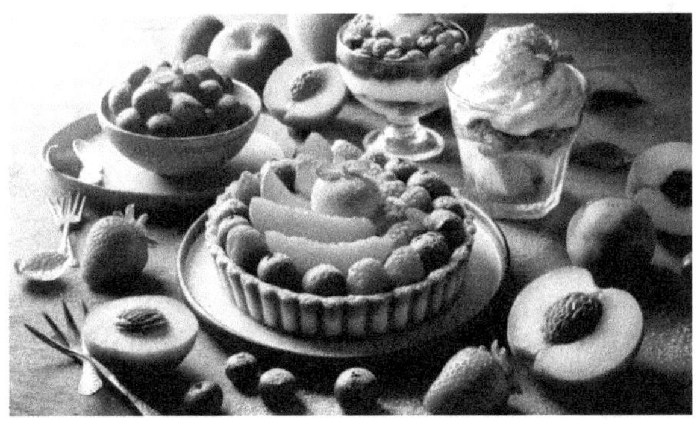

DOLCI A BASE DI FRUTTA FRESCA E SECCA

Integrare la frutta fresca e secca nei dolci è un modo eccellente per rinnovare il menù settimanale, offrendo opzioni più sane che abbondano di sapori naturali e benefici nutrizionali. Questo capitolo esplora diverse ricette di dolci che utilizzano la dolcezza e la texture della frutta per creare dessert deliziosi e visivamente attraenti, ideali per qualsiasi occasione.

Benefici della Frutta nei Dolci

1. Dolcezza Naturale:

- La frutta fresca e secca contiene zuccheri naturali, che possono ridurre o eliminare la necessità di aggiungere zuccheri raffinati nei dolci.

2. Apporto di Fibre e Nutrienti:

- La frutta è una fonte eccellente di fibre, vitamine e antiossidanti, che non solo migliorano la digestione ma anche combattono i radicali liberi.

3. Variazione di Texture e Sapore:

- L'aggiunta di frutta può trasformare la texture e il profilo di sapore di un dessert, rendendolo più interessante e complesso.

Ricette di Dolci con Frutta Fresca e Secca

70) Crostata di Frutta Fresca

<u>Tempo di preparazione 40 minuti</u>

Ingredienti:

- Pasta frolla: 1 base pronta o fatta in casa

- Crema pasticcera leggera: preparata con latte di mandorla

- Frutta fresca assortita: fragole, kiwi, mirtilli, lamponi

Preparazione:

1. Pre-bake la base di pasta frolla fino a doratura.

2. Preparare una crema pasticcera leggera utilizzando latte di mandorla e dolcificanti naturali come il miele.

3. Una volta raffreddata la base, spalmare uniformemente la crema pasticcera.

4. Decorare la superficie con frutta fresca tagliata.

Alcune indicazioni su come preparare la base in pasta frolla per la crostata e la crema con latte vegetale.

71) Pasta Frolla Light Senza Glutine

<u>Tempo di preparazione 10 minuti Cottura 15 minuti</u>

<u>**Ingredienti:**</u>

- Farina di mandorle: 1 tazza

- Farina di cocco: 1/2 tazza

- Farina di riso: 1/2 tazza

- Olio di cocco: 1/4 di tazza, solido

- Sciroppo d'acero: 1/4 di tazza

- Estratto di vaniglia: 1 cucchiaino

- Un pizzico di sale

Preparazione:

1. In una grande ciotola, mescolare le farine di mandorle, cocco e riso con un pizzico di sale.

2. Aggiungere l'olio di cocco e lavorare l'impasto con le mani o con un mixer fino a ottenere una consistenza sabbiosa.

3. Incorporare lo sciroppo d'acero e l'estratto di vaniglia, mescolando fino a formare un impasto omogeneo.

4. Formare una palla con l'impasto e avvolgerla in pellicola trasparente. Lasciar riposare in frigorifero per almeno 30 minuti.

5. Stendere l'impasto tra due fogli di carta da forno fino a raggiungere lo spessore desiderato, poi usare per foderare una teglia da torta, bucherellare il fondo con una forchetta.

6. Cuocere in forno preriscaldato a 180°C per 12-15 minuti o fino a doratura. Lasciare raffreddare completamente.

72) Crema Pasticcera con Latte di Mandorle e Farina Senza Glutine

<u>Tempo di preparazione 15 minuti</u>

Ingredienti:

- Latte di mandorle: 2 tazze

- Tuorli d'uovo: 3

- Sciroppo d'acero: 1/3 di tazza

- Farina di mais (fina): 2 cucchiai

- Estratto di vaniglia: 1 cucchiaino

Preparazione:

1.   In una pentola media, scaldare il latte di mandorle fino a quando non inizia a sobbollire.

2.   In una ciotola, sbattere i tuorli con lo sciroppo d'acero e la farina di mais fino a ottenere un composto liscio e omogeneo.

3.   Versare lentamente il latte caldo sui tuorli, mescolando costantemente per temperare le uova.

4.   Riportare il composto nella pentola e cuocere a fuoco medio, mescolando continuamente, fino a che la crema non si addensa e non riveste il retro di un cucchiaio.

5.   Rimuovere dal fuoco e aggiungere l'estratto di vaniglia.

6.   Lasciar raffreddare la crema, poi coprirla con pellicola trasparente a contatto per evitare la formazione di una pellicola in

superficie. Refrigerare fino al momento dell'uso

73) Crumble di Mele e Mandorle (Senza Glutine e Senza Lattosio)

Tempo di preparazione 30 minuti

Ingredienti:

- Mele: 4 medie, sbucciate, snocciolate e tagliate a pezzi

- Mandorle tritate: 1 tazza

- Fiocchi di avena senza glutine: 1/2 tazza

- Olio di cocco: 1/4 di tazza, fuso

- Sciroppo d'acero: 1/4 di tazza

- Cannella in polvere: 1 cucchiaino

- Un pizzico di sale marino

Preparazione:

1. Preriscaldare il forno a 180°C.

2. Disporre i pezzi di mela in una teglia da forno e cospargerli con metà dello sciroppo d'acero e metà della cannella.

3. In una ciotola, mescolare le mandorle tritate, i fiocchi di avena, l'olio di cocco, il resto dello sciroppo d'acero, la cannella rimanente e un pizzico di sale fino a ottenere un composto omogeneo.

4. Distribuire il composto di mandorle e avena sopra le mele nella teglia.

5. Cuocere in forno per circa 25-30 minuti, o fino a che il topping è dorato e le mele sono morbide.

6. Lasciar raffreddare leggermente prima di servire, magari accompagnando con yogurt di cocco o un gelato vegano per aggiungere un tocco di cremosità.

74) Mousse di Mango e Chia:

Tempo di preparazione 10 minuti Refrigerare per 1 ora

Ingredienti:

- Mango maturo: 2

- Semi di chia: 1/4 di tazza

- Latte di cocco: 1/2 tazza

- Sciroppo d'agave: a piacere per dolcificare

Preparazione:

1. Frullare la polpa di mango con il latte di cocco e lo sciroppo d'agave fino a ottenere un composto liscio.

2. Aggiungere i semi di chia e mescolare bene.

3. Lasciar riposare in frigorifero per almeno un'ora fino a che i semi di chia non hanno assorbito il liquido e addensato la mousse.

4. Servire fredda con un'ulteriore guarnizione di frutta fresca.

Incorporare frutta fresca e secca nei dolci è un modo salutare e delizioso per rinnovare il repertorio culinario e mantenere alto l'interesse per la cucina sana. Questi dolci non solo soddisfano la voglia di dolce ma aggiungono valore nutrizionale a ogni boccone. Nel prossimo punto, 8.2, esploreremo come creare ricette di dolci senza zucchero aggiunto, continuando il tema di un'alimentazione consapevole e piacevole.

RICETTE DI DOLCI SENZA ZUCCHERO AGGIUNTO

Nel contesto di una dieta salutare, ridurre l'assunzione di zuccheri aggiunti è fondamentale. Questo non significa rinunciare ai dolci, ma piuttosto imparare a prepararli in modo che siano sia deliziosi sia più sani. Questa sezione saranno presenti ricette di dolci senza zuccheri aggiunti, utilizzando dolcificanti naturali e ingredienti ricchi di nutrienti per creare dessert che possono essere goduti senza sensi di colpa.

Vantaggi dei Dolci Senza Zuccheri Aggiunti

L'eliminazione dello zucchero raffinato dai dolci non solo riduce l'apporto calorico, ma può anche migliorare la salute generale, ridurre il rischio di malattie croniche come il diabete di tipo 2 e migliorare la stabilità dei livelli di glucosio nel sangue. Utilizzare frutta fresca, frutta secca, e dolcificanti naturali come il miele e lo sciroppo d'acero possono arricchire i dessert con vitamine, minerali e fibre.

75) Torta di Mele Senza Zuccheri Aggiunti

Tempo di preparazione 10 minuti Cottura 35 minuti

Ingredienti:

- Mele: 4, sbucciate, snocciolate e affettate

- Uova: 3

- Farina di mandorle: 1 tazza

- Farina di cocco: 1/2 tazza

- Estratto di vaniglia: 1 cucchiaino

- Cannella in polvere: 1 cucchiaino

- Bicarbonato di sodio: 1/2 cucchiaino

- Olio di cocco: per ungere la teglia

Preparazione:

1. Preriscaldare il forno a 180°C e ungere una teglia.

2. In una ciotola, sbattere le uova con l'estratto di vaniglia.

3. Aggiungere la farina di mandorle, la farina di cocco, la cannella e il bicarbonato di sodio, mescolando bene.

4. Incorporare le mele affettate e versare l'impasto nella teglia preparata.

5. Cuocere in forno per 35-40 minuti o fino a quando un tester inserito nel centro della torta ne esce pulito.

6. Lasciar raffreddare prima di servire.

76) Budino di Chia al Cocco e Mango

Tempo di preparazione 10 minuti Refrigerare per 4 ore

Ingredienti:

- Semi di chia: 1/4 di tazza

- Latte di cocco: 1 tazza

- Mango: 1, maturo e tritato

- Estratto di vaniglia: 1 cucchiaino

Preparazione:

1. In un contenitore, mescolare i semi di chia con il latte di cocco e l'estratto di vaniglia.

2. Coprire e lasciare riposare in frigorifero per almeno 4 ore, o fino a quando i semi di chia non hanno assorbito il liquido e hanno raggiunto una consistenza gelatinosa.

3. Al momento di servire, mescolare il budino per uniformare la consistenza e aggiungere il mango tritato.

Consigli per la Preparazione

- **Sperimentazione**: Non aver paura di sperimentare con vari tipi di frutta e dolcificanti naturali per trovare il bilanciamento di dolcezza che preferisci.

- **Decorazioni Salutari**: Guarnire i dolci con frutta fresca, noci o semi per aggiungere texture e arricchire il profilo nutrizionale.

Queste ricette dimostrano che è possibile godersi dei dolci deliziosi e nutrienti senza aggiungere zuccheri raffinati. Nel prossimo paragrafo esploreremo come preparare gelati e sorbetti fatti in casa, offrendo alternative fresche e salutari per rinfrescarsi nei giorni caldi.

77) Torta di Pere e Zenzero

<u>Tempo di preparazione 15 minuti Cottura 35 minuti</u>

Ingredienti:

- Pere mature: 4, sbucciate, snocciolate e affettate

- Farina integrale: 1 tazza

- Uova: 3

- Latte: 1/2 tazza

- Olio di oliva: 1/4 di tazza

- Zenzero fresco grattugiato: 1 cucchiaio

- Cannella in polvere: 1 cucchiaino

- Bicarbonato di sodio: 1 cucchiaino

- Sale: un pizzico

Preparazione:

1. Preriscaldare il forno a 180°C e ungere una teglia rotonda

2. In una grande ciotola, mescolare la farina, il bicarbonato di sodio, la cannella e il sale.

3. In un'altra ciotola, sbattere le uova con l'olio di oliva e il latte fino a ottenere un composto omogeneo.

4. Incorporare gli ingredienti umidi agli ingredienti secchi, mescolando fino a formare un impasto liscio.

5. Aggiungere lo zenzero fresco grattugiato e le pere affettate all'impasto, mescolando delicatamente per distribuire uniformemente.

6. Versare l'impasto nella teglia preparata e livellarlo con una spatola.

7. Cuocere in forno per 35-40 minuti o fino a quando un stecchino inserito al centro della torta esce pulito.

8. Lasciare raffreddare la torta nella teglia per 10 minuti, poi trasferirla su una griglia per farla raffreddare completamente.

Questa torta di pere e zenzero è perfetta per chi cerca un'opzione dolce senza zuccheri aggiunti. Le pere naturalmente dolci e lo zenzero aggiungono un piacevole contrasto di sapori, mentre la cannella offre un caldo profumo speziato. Questo dessert è ideale per la colazione, il brunch o come dolce dopo cena.

78) Torta di Carote e Datteri

Tempo di preparazione 15 minuti Cottura 45 minuti

Ingredienti:

- Carote grattugiate: 2 tazze

- Datteri medjool, snocciolati e tritati: 1 tazza

- Farina integrale o farina di mandorle: 1 tazza

- Uova: 3

- Olio di oliva: 1/2 tazza

- Cannella: 1 cucchiaino

- Noce moscata: 1/2 cucchiaino

- Lievito in polvere: 1 cucchiaino

- Sale: un pizzico

Preparazione:

1. Preriscaldare il forno a 180°C.

2. In una ciotola grande, mescolare la farina, il lievito, la cannella, la noce moscata e il sale.

3. In un'altra ciotola, sbattere le uova con l'olio di oliva, poi aggiungere i datteri e le carote.

4. Unire gli ingredienti umidi a quelli secchi e mescolare fino a ottenere un composto omogeneo.

5. Versare l'impasto in una teglia foderata con carta da forno e cuocere per circa 45 minuti.

6. Lasciare raffreddare prima di servire.

79) Budino di Semi di Chia e Pera

Tempo di preparazione 10 minuti Refrigerare 20 minuti

Ingredienti:

- Semi di chia: 1/3 di tazza

- Latte di mandorla non dolcificato: 1 1/2 tazze

- Pere mature: 2, pelate e tritate

- Estratto di vaniglia: 1 cucchiaino

- Cannella in polvere: 1/2 cucchiaino

Preparazione:

1. In una ciotola media, mescolare i semi di chia con il latte di mandorla. Aggiungere l'estratto di vaniglia e la cannella. Mescolare bene per combinare.

2. Lasciare riposare il mix di chia per almeno 20 minuti, mescolando occasionalmente per evitare che i semi si agglutinino sul fondo. Per risultati migliori, lasciar riposare in frigorifero per una notte.

3. Nel frattempo, in un frullatore, frullare le pere tritate fino a ottenere una purea liscia.

4. Una volta che i semi di chia hanno assorbito il latte e hanno formato una consistenza gelatinosa, mescolare la purea di pere nel budino di chia fino a omogeneità.

5. Distribuire il budino in coppette e, se desiderato, guarnire con ulteriori fette di pera o una spolverata di cannella prima di servire.

GELATI E SORBETTI FATTI IN CASA

Aggiungere gelati e sorbetti fatti in casa al menù settimanale è un modo squisito per rinfrescare le giornate e offrire un trattamento dolce che può essere tanto delizioso quanto salutare. La preparazione in casa di questi dessert permette il pieno controllo degli ingredienti, consentendo di ridurre zuccheri aggiunti e grassi non necessari. Questo capitolo esplora come realizzare gelati e sorbetti con ingredienti naturali e freschi, perfetti per mantenere vivo l'interesse nel tuo menù settimanale.

Perché Fare Gelati e Sorbetti in Casa?

Controllo degli Ingredienti: Preparare gelati e sorbetti in casa permette di selezionare ingredienti di qualità, evitando conservanti, coloranti e aromi artificiali presenti in molti prodotti commerciali.

Personalizzazione: Puoi personalizzare i gusti secondo le preferenze personali o stagionali, sperimentando con una varietà di frutta, spezie, e additivi naturali.

Divertimento Familiare: Coinvolgere la famiglia nella preparazione di gelati e sorbetti può essere un'attività divertente e educativa, particolarmente amata dai bambini.

80) Gelato alla Vaniglia con Banana

Tempo di preparazione 10 minuti Congelatore per 1 / 2 ore

Ingredienti:

* Banane mature: 4, precedentemente tagliate a pezzi e congelate

* Latte di mandorla: 1/2 tazza

* Estratto di vaniglia: 2 cucchiaini

* Miele: 2 cucchiai (opzionale)

Preparazione:

1. Mettere le banane congelate, il latte di mandorla, la vaniglia e il miele (se usato) in un frullatore.

2. Frullare fino a ottenere un composto cremoso e omogeneo.

3. Servire immediatamente per una consistenza morbida o congelare per 1-2 ore per una consistenza più simile a quella del gelato tradizionale.

81) Sorbetto di Lamponi e Menta

<u>Tempo di preparazione 10 minuti</u>

Ingredienti:

- Lamponi freschi o surgelati: 3 tazze

- Foglie di menta fresca: un piccolo mazzo

- Succo di limone: da 1 limone

- Sciroppo d'agave: 1/4 di tazza (aggiustare a seconda della dolcezza desiderata)

Preparazione:

1. In un frullatore, combinare i lamponi, le foglie di menta, il succo di limone e lo sciroppo d'agave.

2. Frullare fino a ottenere un composto liscio.

3. Passare il composto attraverso un setaccio,rimuovere i semi.

4.   Versare il liquido ottenuto nella gelatiera e congelare.

5.   Servire immediatamente o conservare nel freezer per indurire ulteriormente.

Consigli per un Gelato Perfetto

- **Congelare la Frutta:** Per gelati a base di frutta, congelare la frutta prima di frullarla può migliorare la texture del gelato, rendendolo immediatamente cremoso.

- **Gelatiera:** Utilizzare una gelatiera può migliorare la consistenza dei gelati, evitando la formazione di cristalli di ghiaccio.

- **Tempistiche:** Per sorbetti e gelati senza gelatiera, mescolare il composto ogni ora mentre congela per mantenere una consistenza liscia.

Questi dessert gelati fatti in casa sono un ottimo modo per concludere un pasto o per godersi un rinfresco pomeridiano.

TORTE E BISCOTTI LEGGERI

Nel rinnovare il menù settimanale, includere torte e biscotti leggeri è essenziale per chi desidera godersi un dolce senza appesantirsi. Questo capitolo delinea come preparare deliziose torte e biscotti che sono non solo leggeri e salutari, ma anche sufficientemente vari per mantenere alto l'interesse culinario. Esploreremo ricette che utilizzano ingredienti freschi, alternativi e tecniche di cottura innovative per creare dolci che tutti possono apprezzare senza sensi di colpa.

L'Importanza di Dolci Leggeri

Integrare dolci leggeri nel regime alimentare è vantaggioso per mantenere un'alimentazione equilibrata. Questi dolci possono soddisfare la voglia di qualcosa di dolce senza l'aggiunta eccessiva di calorie, zuccheri o grassi. Sono perfetti per chi segue diete specifiche o per chiunque desideri una opzione più salutare.

Ricette di Torte e Biscotti Leggeri

83) Torta di Yogurt e Limone

Tempo di preparazione 10 minuti Cottura 30 minuti

Ingredienti:

- Farina integrale: 1 tazza

- Polvere di lievito: 2 cucchiaini

- Yogurt greco: 1 tazza

- Succo e scorza di limone: di 1 limone

- Uova: 3

- Olio di oliva extra vergine: 1/4 di tazza

- Miele: 1/2 tazza

Preparazione:

1. Preriscaldare il forno a 180°C.

2. In una ciotola, mescolare la farina e il lievito.

3. In un'altra ciotola, sbattere le uova con lo yogurt, il succo e

la scorza di limone, l'olio di oliva e il miele fino a ottenere un composto omogeneo.

4. Unire gli ingredienti secchi a quelli umidi, mescolando delicatamente.

5. Versare l'impasto in una teglia foderata con carta da forno e cuocere per circa 30 minuti.

6. Lasciar raffreddare prima di servire.

84) Biscotti di Avena e Banana

Tempo di preparazione 30 minuti

Ingredienti:

- Fiocchi d'avena: 2 tazze

- Banane mature, schiacciate: 3

- Uvetta o chips di cioccolato fondente: 1/2 tazza

- Estratto di vaniglia: 1 cucchiaino

Preparazione:

1. Preriscaldare il forno a 180°C.

2. In una grande ciotola, mescolare l'avena con le banane schiacciate, l'uvetta o i chips di cioccolato, e l'estratto di vaniglia.

3. Con un cucchiaio, disporre piccole quantità di impasto su una teglia rivestita con carta da forno.

4. Cuocere per 15-18 minuti o fino a doratura.

5.   Lasciare raffreddare sui rack prima di servire.

Consigli per Mantenere la Leggerezza nei Dolci

- **Scegliere Dolcificanti Naturali:** Utilizzare miele, sciroppo d'acero o frutta matura come dolcificanti per ridurre l'uso di zuccheri raffinati.

- **Usare Farine Alternative:** Sperimentare con farine meno raffinate come quelle di avena, mandorle o cocco per aggiungere fibre e ridurre il contenuto calorico.

- **Incorporare Frutta e Verdura:** Aggiungere puree di frutta o verdura negli impasti per umidificare e dolcificare naturalmente.

Queste ricette non solo sono leggere e deliziose ma sono anche facili da preparare, rendendole perfette per il menù settimanale di chiunque voglia mangiare sano.

SPERIMENTARE CON DOLCIFICANTI NATURALI

Nel contesto di una dieta sana e bilanciata, la scelta dei dolcificanti gioca un ruolo cruciale, specialmente quando si tratta di preparare dolci. I dolcificanti naturali non solo offrono alternative più sane allo zucchero raffinato, ma possono anche arricchire i dolci con sapori unici e benefici aggiuntivi. Questo capitolo esplora diverse opzioni per sperimentare con dolcificanti naturali, fornendo idee innovative per mantenere il menù settimanale fresco e interessante.

Perché Sperimentare con Dolcificanti Naturali?

I dolcificanti naturali spesso possiedono un indice glicemico più basso rispetto allo zucchero raffinato, il che può aiutare a gestire meglio i livelli di zucchero nel sangue. Inoltre, molti di essi, come il miele e lo sciroppo d'acero, contengono minerali e antiossidanti che aggiungono valore nutrizionale ai dolci.

Dolcificanti Naturali da Esplorare

1. Miele:

- **Uso:** Perfetto per dolcificare bevande, fare dressing o marinature, e come sostituto dello zucchero nei dolci al forno.

- **Benefici:** Contiene antiossidanti, può aiutare a migliorare i livelli di colesterolo e ha proprietà antimicrobiche.

2. Sciroppo d'Acero:

- **Uso:** Ottimo in ricette di dolci al forno, pancake, e yogurt.

- **Benefici:** Ricco di antiossidanti e fornisce minerali importanti come zinco e manganese.

3. Sciroppo d'Agave:

- **Uso:** Ideale per dolcificare bevande fredde, dessert e può essere usato in vinaigrette.

- **Benefici:** Ha un indice glicemico più basso rispetto allo zucchero normale, il che lo rende una scelta migliore per chi monitora l'assunzione di zucchero.

4. Datteri:

- **Uso:** Può essere trasformato in pasta e usato in smoothies, barrette energetiche e dolci al forno.

- **Benefici:** I datteri sono una buona fonte di fibre, potassio e magnesio.

Ricette Innovative con Dolcificanti Naturali

85) Torta di Carote e Miele:

<u>Tempo di preparazione 10 minuti Cottura 50 minuti</u>

Ingredienti:

- 300 g di carote

- 200 g di zucchero semolato

- 120 g di miele millefiori

- 3 uova a temperatura ambiente

- 150 g di olio di semi di girasole

- 250 g di farina 00

- 50 g di farina di mandorle

- 1 bustina di lievito per dolci

- 1 scorza di arancia grattugiata

- 1 pizzico di sale

- 100 g di noci tritate (facoltativo)

Per la decorazione:

- 150 g di mascarpone

- 50 g di zucchero a velo

- 1 cucchiaio di miele

- Granella di noci (facoltativo)

Preparazione:

1. Preriscaldare il forno a 180°C. Imburrare e infarinare uno stampo per torta da 22 cm di diametro.

2. Lavare e pelare le carote, grattugiarle finemente con una grattugia a fori larghi.

3. In una ciotola capiente, sbattere le uova con lo zucchero e il miele fino ad ottenere un composto chiaro e spumoso.

4. Unire l'olio di semi a filo, mescolando continuamente.

5. Setacciare la farina 00, la farina di mandorle, il lievito e il sale in una ciotola separata.

6. Aggiungere gradualmente i secchi ai liquidi, mescolando con una spatola fino a ottenere un composto omogeneo.

7. Incorporare le carote grattugiate, la scorza di arancia e le noci tritate (se utilizzate).

8. Versare il composto nello stampo preparato e livellarne la superficie.

9. Cuocere in forno statico per circa 50 minuti, o fino a quando uno stecchino inserito al centro ne fuoriesce asciutto.

10. Sfornare la torta e lasciarla raffreddare completamente su una gratella.

Per la decorazione:

1. In una ciotola, lavorare il mascarpone con lo zucchero a velo e il miele fino ad ottenere una crema liscia e vellutata.

2. Spalmare la crema di mascarpone sulla superficie della torta ormai fredda.

3. Decorare con granella di noci a piacere.

86) Biscotti rustici allo sciroppo d'acero e avena (vegani e senza glutine)

Tempo di preparazione 15 minuti Cottura 20 minuti

Questa ricetta è semplicissima e veloce da realizzare, perfetta per chi ha poco tempo a disposizione o per chi desidera un dolce genuino e senza glutine. I biscotti allo sciroppo d'acero e avena sono vegani e si preparano in soli 30 minuti, utilizzando solo una ciotola e un cucchiaio.

Ingredienti:

- 100 g di fiocchi d'avena senza glutine

- 50 g di farina di riso integrale

- 40 g di sciroppo d'acero

- 30 g di olio di semi di girasole

- 30 g di acqua

- 1 pizzico di sale

- 50 g di gocce di cioccolato fondente (facoltativo)

Preparazione:

1.   In una ciotola capiente, mescolare i fiocchi d'avena, la farina di riso, il sale e le gocce di cioccolato (se utilizzate).

2.   In un'altra ciotola, unire lo sciroppo d'acero, l'olio di semi e l'acqua. Mescolare bene con una forchetta fino a ottenere un composto omogeneo.

3.   Versare il composto liquido sugli ingredienti secchi e mescolare con un cucchiaio fino a ottenere un impasto compatto. Se necessario, aggiungere un cucchiaio di acqua in più per rendere l'impasto lavorabile.

4.   Foderare una teglia con carta da forno.

5.   Con le mani leggermente inumidite, formare delle palline di impasto di circa 3 cm di diametro e disporle sulla teglia, distanziandole di 2-3 cm l'una dall'altra.

6.   Cuocere in forno statico preriscaldato a 180°C per 15-20 minuti, o fino a doratura.

7.   Sfornare i biscotti e lasciarli raffreddare completamente su una gratella prima di servirli.

Consigli:

•   Per un sapore più intenso di sciroppo d'acero, utilizzare uno sciroppo dal gusto deciso, come il miele di castagno o di corbezzolo.

•   Se l'impasto risulta troppo morbido, è possibile aggiungere un cucchiaio di farina di riso in più.

- I biscotti allo sciroppo d'acero e avena si conservano in un contenitore ermetico per 3-4 giorni.

Consigli per l'Uso di Dolcificanti Naturali

- **Adattare le Ricette:** Quando si sostituisce lo zucchero con dolcificanti liquidi come miele o sciroppo d'acero, può essere necessario sistemare le quantità di altri liquidi nella ricetta per mantenere la consistenza desiderata.

- **Temperatura:** Alcuni dolcificanti naturali possono bruciare più facilmente dello zucchero, quindi è importante monitorare la cottura più attentamente.

Sperimentare con dolcificanti naturali non solo rinnova il menù settimanale, ma incoraggia anche uno stile di vita più sano. Con queste alternative, è possibile godersi il piacere dei dolci senza gli effetti negativi dello zucchero raffinato. Nel prossimo capitolo, continueremo a esplorare altre tecniche e ingredienti che possono arricchire ulteriormente la cucina casalinga

Consigli per Mantenere l'Interesse

- **Variazione di Ingredienti:** Sperimentare con diversi frutti di stagione e dolcificanti naturali come sciroppo d'agave o sciroppo di yacon può variare il profilo di sapore dei dolci e mantenere vivo l'interesse.

- **Decorazioni Creative:** Utilizzare frutta fresca, noci, semi o spezie come cannella o vaniglia per decorare i dolci, migliorando non solo il sapore ma anche l'aspetto.

Includendo queste ricette nel tuo menu settimanale, puoi goderti dessert squisiti senza la preoccupazione degli zuccheri aggiunti. Proseguendo con il libro, il prossimo capitolo, esplorerà come preparare gelati e sorbetti fatti in casa, perfetti per rinfrescarsi con gusto senza abbandonare la filosofia di un'alimentazione consapevole

CAPITOLO 7
STRATEGIE PER RIDURRE IL TEMPO IN CUCINA

Molti appassionati di cucina amano trascorrere ore tra i fornelli, ma nella vita quotidiana, spesso il tempo è limitato. Ridurre il tempo passato in cucina senza sacrificare la qualità dei pasti è possibile attraverso l'adozione di strategie efficaci. Questo capitolo offre consigli pratici per ottimizzare le routine culinarie, rendendo la preparazione dei pasti più efficiente e meno dispendiosa in termini di tempo.

Schema per la Gestione Ottimizzata del Tempo in Cucina

Categoria	Azione/Strategia	Dettagli e Suggerimenti
Pianificazione dei Pasti	Scegliere ricette per la settimana	Usare app di pianificazione dei pasti per organizzare ricette, shopping e calendario
	Lista della spesa settimanale	Acquistare tutto il necessario in una volta per ridurre le visite al supermercato
	Cottura in grandi quantità	Preparare più porzioni di base come cereali,legumi, proteine.
Preparazione in Anticipo	Preparare ingredienti di base nel weekend	Cuocere cereali, legumi; preparare proteine; tagliare verdure e conservarle in contenitori ermetici

Categoria	Azione/Strategia	Dettagli e Suggerimenti
	Conservazione e congelamento intelligente	Usare tecniche appropriate per erbe, brodi e altri ingredienti per utilizzo rapido
Utilizzo di Utensili e Tecnologie	**Utilizzare pentole a pressione e slow cookers**	Ridurre i tempi di cottura con pentole a pressione; usare slow cookers per il metodo "set-and-forget"
	Robot da cucina e blender	Sfruttare per tritare, grattugiare, impastare o preparare frullati e salse rapidamente
Strategie Supplementari	**Utilizzo di preparati semi-pronti di qualità**	Integrare prodotti semi-pronti di alta qualità per facilitare e velocizzare la preparazione
	Investire in utensili di qualità	Acquistare coltelli ben affilati, taglieri resistenti e utensili multifunzione
	Ricette con ingredienti sovrapponibili	Pianificare pasti che utilizzano gli stessi ingredienti in modi diversi per ottimizzare l'uso

Conservazione Intelligente

6. Conservare i Pasti Correttamente:

- Suddividere i pasti pronti in porzioni e conservarli in contenitori adatti al congelamento o al riscaldamento nel microonde.

- Etichettare i contenitori con il contenuto e la data di

preparazione per una gestione più facile durante la settimana.

Queste strategie non solo aiutano a ridurre il tempo trascorso in cucina, ma anche a mantenere uno stile di vita sano e organizzato. Nel prosieguo del ricettario approfondiremo il concetto di "meal prepping" per organizzare i pasti per la settimana, esplorando come questa pratica possa semplificare ulteriormente la vita quotidiana e garantire pasti nutritivi e gustosi ogni giorno.

MEAL PREPARING : ORGANIZZARE I PASTI PER LA SETTIMANA

Il "meal prepping", ovvero la preparazione anticipata dei pasti, è una strategia che sta guadagnando sempre più popolarità per la sua efficacia nel risparmiare tempo durante la settimana, garantendo al contempo che si consumino pasti equilibrati e salutari. Questa pratica consiste nel preparare grandi quantità di cibo che possono essere facilmente conservati e riscaldati nei giorni successivi. Di seguito, esploreremo come organizzare con successo i pasti settimanali, con consigli pratici e idee per rendere questo processo il più efficiente possibile.

Vantaggi del Meal Prepping

Preparare i pasti per la settimana presenta numerosi vantaggi:

- **Risparmio di tempo**: Cucinare in grandi quantità riduce il tempo trascorso in cucina durante i giorni lavorativi.

- **Controllo delle porzioni**: Aiuta a mantenere sotto controllo le porzioni, favorendo una dieta bilanciata e evitando sprechi alimentari.

- **Minimizzazione dello stress**: Riduce lo stress quotidiano legato alla preparazione dei pasti, poiché tutto è già pronto e solo da riscaldare.

Strategie di Meal Prepping

1. Pianificazione del Menu:

- Scegliere ricette versatili che si conservano bene per diversi giorni e che possono essere facilmente trasformate in nuovi piatti. Ad esempio, il pollo arrosto può essere utilizzato in insalate, wrap o come parte di una cena più elaborata.

- Assicurarsi di includere una varietà di nutrienti includendo proteine, carboidrati e verdure in ogni pasto.

2. Lista della Spesa Organizzata:

- Creare una lista della spesa dettagliata basata sul menu pianificato per evitare acquisti superflui e dimenticanze.

- Concentrarsi su ingredienti freschi e di stagione per garantire il massimo del gusto e del valore nutrizionale.

3. Preparazione dei Pasti:

- Dedicare alcune ore in un giorno specifico della settimana (come la domenica) per cucinare. Questo può includere il lavaggio e taglio delle verdure, la cottura di cereali e legumi, e la preparazione di salse o condimenti.

- Utilizzare tecniche di cottura simultanea per risparmiare tempo, ad esempio cuocendo al forno carne o verdure mentre si prepara una zuppa sul fornello.

4. Conservazione Efficiente:

- Dividere i pasti in contenitori adatti sia al congelamento che al microonde. Preferire contenitori di vetro o BPA-free per una conservazione sicura e salutare.

- Etichettare i contenitori con il nome del piatto e la data di preparazione per tenere traccia di cosa si ha in frigo e freezer.

Idee di Pasti per Meal Prepping

A. Pollo Arrosto e Verdure Grigliate

- Preparare un grande quantitativo di pollo arrosto e verdure grigliate come peperoni, zucchine e melanzane. Questi possono essere utilizzati sia come piatto principale sia come aggiunta a insalate o panini.

B. Quinoa Salad

- Preparare una ricca insalata di quinoa con ceci, pomodorini, cetrioli e un dressing al limone. La quinoa è un ottimo ingrediente per il meal prepping perché mantiene la sua consistenza per giorni.

Implementare queste strategie non solo renderà la settimana meno stressante ma anche più salutare e gustosa. Nel prossimo punto approfondiremo come utilizzare efficientemente il congelatore e il microonde per massimizzare la durata e la freschezza dei pasti preparati, garantendo pasti deliziosi e pronti in pochi minuti lo sintetizzeremo con uno schema che consentirà di avere una lettura più agevole.

Schema per l'Uso Efficiente del Congelatore e del Microonde

Categoria	Strategia	Dettagli e Suggerimenti
Preparazione Congelatore	**Raffreddare il cibo prima di congelarlo**	Evita l'innalzamento della temperatura del congelatore, garantisce qualità e sicurezza
	Contenitori ermetici adatti	Minimizza esposizione all'aria, previene il congelamento bruciante
	Porzionare i pasti	Facilita il riscaldamento, assicura che solo la quantità necessaria venga scongelata
Gestione Congelatore	**Etichettatura**	Includere il nome del piatto e la data di congelamento
	Rotazione	Organizzare gli alimenti più vecchi in modo che siano i primi ad essere utilizzati
Utilizzo Microonde	**Disposizione uniforme del cibo**	Distribuire il cibo nel piatto e aggiungere liquidi per prevenire l'essiccazione durante il riscaldamento
	Riscaldamento graduale	Usare potenza inferiore per cibi densi per un riscaldamento uniforme
Cottura Microonde	**Sperimentare con ricette**	Provare ricette specifiche per il microonde come muffin di uova o patate "al forno"

Categoria	Strategia	Dettagli e Suggerimenti
	Accessori per microonde	Vaporiere, stampi per muffin in silicone per espandere le opzioni di cottura
Combinare le Tecnologie	**Dal congelatore al microonde**	Organizzare i pasti per un riscaldamento diretto dal congelatore al microonde senza scongelamento preliminare
	Investire in contenitori multiuso	Adatti sia alla congelazione che al microonde per ridurre la necessità di trasferire il cibo da un contenitore all'altro

Questo schema può aiutarti a mantenere tutto organizzato e a rendere più efficiente la preparazione dei tuoi pasti.

L'uso intelligente del congelatore e del microonde può trasformare il modo in cui gestisci i tuoi pasti settimanali, riducendo sia il tempo speso per la preparazione sia per la pulizia, e garantendo che la qualità e il gusto dei cibi rimangano intatti. Nel prossimo punto, esploreremo ricette che richiedono pochi ingredienti, ideali per chi cerca soluzioni semplici ma soddisfacenti per i pasti quotidiani.

RICETTE CHE RICHIEDONO POCHI INGREDIENTI

Creare pasti deliziosi con pochi ingredienti è una strategia eccellente per ridurre il tempo passato in cucina, semplificare la spesa e minimizzare il disordine durante la preparazione dei cibi. Questo approccio non solo è pratico per chi ha uno stile di vita frenetico, ma è anche perfetto per chi desidera una cucina più minimalista ed essenziale. In questo capitolo, esploriamo diverse ricette che richiedono solo una manciata di ingredienti, dimostrando che meno può davvero essere di più quando si tratta di cucinare pasti gustosi e soddisfacenti.

La Semplicità è la Chiave: Ricette semplici.

L'arte di cucinare con pochi ingredienti risiede nella capacità di fare emergere i migliori sapori da ogni componente del piatto, utilizzando tecniche di cottura che esaltano anziché mascherare. Ecco alcune ricette che incarnano questa filosofia, ognuna delle quali utilizza pochi ingredienti per creare un pasto completo.

87) Spaghetti Aglio, Olio e Peperoncino

Tempo di preparazione 10 minuti

Ingredienti:

- Spaghetti: 400 grammi

- Aglio: 4 spicchi, affettati sottilmente

- Peperoncino rosso fresco o secco: a piacere

- Olio extravergine di oliva: abbondante

- Prezzemolo fresco (opzionale): per guarnire

- Sale: q.b.

Preparazione:

1. Cuocere gli spaghetti in abbondante acqua salata fino a raggiungere l'al dente.

2. Nel frattempo, in una padella larga, scaldare l'olio e rosolare l'aglio e il peperoncino fino a che l'aglio non diventa dorato.

3. Scolare gli spaghetti e trasferirli direttamente nella padella con l'olio, l'aglio e il peperoncino.

4. Saltare gli spaghetti nella padella per un minuto, mescolando bene per assorbire i sapori.

5. Servire caldo con una spolverata di prezzemolo fresco, se desiderato.

88) Insalata Caprese

<u>Tempo di preparazione 10 minuti</u>

Ingredienti:

- Pomodori maturi: 3 grandi, affettati

- Mozzarella di bufala: 250 grammi, affettata

- Basilico fresco: un mazzetto

- Olio extravergine di oliva: per condire

- Sale e pepe nero: q.b.

Preparazione:

1.   Disporre alternativamente le fette di pomodoro e mozzarella su un piatto da portata.

2.   Cospargere con le foglie di basilico fresco.

3.   Condire con olio extravergine di oliva, sale e un pizzico di pepe nero.

4.   Servire immediatamente per godere della freschezza degli ingredienti.

89) Pollo al Limone e Rosmarino

Tempo di preparazione 20 minuti

Ingredienti:

- Petto di pollo: 4 pezzi

- Limoni: 2, uno spremuto e uno tagliato a fette

- Rosmarino fresco: qualche rametto

- Olio extravergine di oliva: q.b.

- Sale e pepe: q.b.

Preparazione:

1.   Pre-riscaldare il forno a 200°C.

2.   Condire i petti di pollo con sale, pepe, succo di limone e un filo d'olio.

3.   Disporre i petti in una teglia da forno e aggiungere le fette di

limone e il rosmarino sopra e intorno al pollo.

4. Cuocere in forno per 20-25 minuti o fino a che il pollo è completamente cotto e dorato.

5. Servire caldo, guarnito con ulteriori fette di limone e rosmarino fresco.

90)Pasta e ceci:

<u>Tempo di preparazione 20 minuti</u>

Ingredienti:

- 80 g di pasta,

- 100 g di ceci precotti,

- 1 spicchio d'aglio, olio extravergine d'oliva,

- rosmarino, sale e pepe.

Preparazione

- Soffriggete l'aglio con l'olio extravergine d'oliva e il rosmarino.

- Unite i ceci e cuocete per qualche minuto.

- Aggiungete la pasta e l'acqua di cottura, cuocete la pasta e condite con sale e pepe.

91) Risotto alle verdure:

<u>Tempo di preparazione 30 minuti</u>

Ingredienti:

80 g di riso,

100 g di verdure a scelta (zucchine, peperoni, cipolle),

olio extravergine d'oliva, brodo vegetale, sale e pepe.

Preparazione

- Tostate il riso in padella con un filo d'olio extravergine d'oliva.

- Aggiungete le verdure e soffriggete per qualche minuto.

- Sfumate con un po' di vino bianco (facoltativo).

- Unite il brodo vegetale e cuocete il riso mescolando spesso.

- Condite con sale e pepe.

92) Gnocchi di patate con pesto:

Tempo di preparazione 15 minuti

Ingredienti:

- 250 g di gnocchi di patate,

- 50 g di pesto, pomodorini (facoltativo), pinoli (facoltativo), basilico fresco, olio extravergine d'oliva, sale e pepe.

Preparazione

- Cuocete gli gnocchi di patate in acqua bollente salata.

- Scolateli e conditeli con il pesto, i pomodorini tagliati a metà, i pinoli e il basilico fresco.

- Aggiungete un filo d'olio extravergine d'oliva, sale e pepe.

93) Frittata di patate e spinaci:

Tempo di preparazione 25 minuti

Ingredienti:

- 2 uova,

- 200 g di patate,

- 100 g di spinaci, formaggio grattugiato (facoltativo),

- olio extravergine d'oliva,

- sale e pepe.

Preparazione

1. Lessate le patate e schiacciatele.

2. Soffriggete gli spinaci in padella con un filo d'olio extravergine d'oliva.

3. Unite le patate schiacciate, il formaggio grattugiato (facoltativo), sale e pepe. Sbattete le uova e versatele nel composto di patate e spinaci. Cuocete la frittata da entrambi i lati.

94) Insalata di fagioli e quinoa:

Tempo di preparazione 15 minuti

Ingredienti:

4. 100 g di fagioli precotti,

5. 50 g di quinoa cotta, pomodori, cetrioli, cipolla rossa (facoltativo), olio extravergine d'oliva, aceto balsamico, sale e pepe.

Preparazione

6. Unite in una ciotola i fagioli precotti, la quinoa cotta, i pomodori tagliati a pezzetti, i cetrioli tagliati a fettine, la cipolla rossa tritata (facoltativo). Condite con olio extravergine d'oliva, aceto balsamico, sale e pepe.

RICETTE VELOCI DELLA TRADIZIONE REGIONALE ITALIANA

95) Pasta con Pomodorini e Burrata

Tempo di preparazione 25 minuti

Questo piatto è un classico della cucina pugliese ed è davvero semplice da preparare.

Ingredienti:

- 350 g di pasta

- 400 g di pomodorini

- 1 burrata

- Basilico fresco

- Olio extravergine d'oliva

- Sale

- Pepe

Preparazione:

1. Cuocere la pasta in acqua bollente salata.

2. Soffriggere i pomodorini tagliati a metà in olio extravergine d'oliva per qualche minuto.

3.   Aggiungere il basilico fresco e cuocere per altri 2 minuti.

4.   Scolare la pasta e condirla con i pomodorini e la burrata a pezzetti.

5.   Salare e pepare a piacere.

96) Spaghetti Aglio, Olio e Peperoncino

Tempo di preparazione 20 minuti

Un altro piatto semplice e veloce della tradizione campana.

Ingredienti:

- 350 g di spaghetti
- 4 spicchi d'aglio
- Peperoncino fresco
- Olio extravergine d'oliva
- Sale

Preparazione:

1.   Cuocere gli spaghetti in acqua bollente salata.

2.   Soffriggere l'aglio tritato in olio extravergine d'oliva per qualche minuto.

3.   Aggiungere il peperoncino fresco tagliato a fettine e cuocere per un altro minuto.

4.   Scolare gli spaghetti e condirli con l'olio aglio e peperoncino.

5.   Salare a piacere.

97) Panelle

Tempo di preparazione 40 minuti

Le panelle sono delle frittelle di farina di ceci tipiche della Sicilia. Sono un ottimo antipasto o un veloce spuntino.

Ingredienti:

- 200 g di farina di ceci

- 600 ml di acqua

- 1 cipolla

- Prezzemolo fresco

- Sale

- Pepe

- Olio per friggere

Preparazione:

1. Sciogliere la farina di ceci nell'acqua, mescolando bene per evitare i grumi.

2. Aggiungere la cipolla tritata, il prezzemolo fresco, il sale e il pepe.

3. Lasciare riposare l'impasto per almeno 30 minuti.

4. Scaldare l'olio per friggere in una padella.

5. Versare l'impasto a cucchiaiate nell'olio caldo e friggere le panelle fino a doratura.

6. Scolare le panelle su carta assorbente e servirle calde.

98 Frittata di Cipolle

Tempo di preparazione 25 minuti

Una frittata semplice e gustosa, tipica della cucina emiliana.

Ingredienti:

- 3 cipolle

- 6 uova

- Parmigiano reggiano grattugiato

- Olio extravergine d'oliva

- Sale

- Pepe

Preparazione:

1. Affettare sottilmente le cipolle.

2. Soffriggere le cipolle in olio extravergine d'oliva fino a doratura.

3. Sbattere le uova con il parmigiano reggiano grattugiato, il sale e il pepe.

4. Versare le uova sbattute sulle cipolle soffritte.

5. Cuocere la frittata a fuoco basso per circa 10 minuti.

6. Ripiegare la frittata a metà e cuocere per altri 5 minuti.

99) Insalata di Peperoni Cruschi con Burrata e Pomodorini

Tempo di preparazione 15 minuti

Un antipasto fresco e saporito che celebra i sapori tipici della

Basilicata. I peperoni cruschi, croccanti e piccanti, si sposano perfettamente con la cremosa burrata e la dolcezza dei pomodorini. Un'esplosione di gusto che stuzzica l'appetito e apre le danze per il vostro pranzo o la vostra cena.

Ingredienti:

- 100 g di peperoni cruschi

- 200 g di pomodorini

- 1 burrata

- Basilico fresco

- Olio extravergine d'oliva

- Sale e pepe

Preparazione:

1. Idratare i peperoni cruschi in acqua tiepida per circa 10 minuti.

2. Scolarli e tagliarli a pezzetti.

3. Lavare e tagliare i pomodorini a metà.

4. Disporre i peperoni cruschi, i pomodorini e la burrata a pezzi in un piatto da portata.

5. Condire con olio extravergine d'oliva, basilico fresco, sale e pepe.

100) Orecchiette con Peperoni Cruschi e Mollica di Pane
Tempo di preparazione 25 minuti

Un primo piatto semplice e rustico, ma ricco di gusto e tradizione. I peperoni cruschi donano una nota piccante e croccante alle orecchiette, mentre la mollica di pane aggiunge un tocco di croccantezza e un sapore avvolgente. Un piatto che racchiude l'essenza della Basilicata in ogni boccone.

Ingredienti:

- 350 g di orecchiette

- 100 g di peperoni cruschi

- 100 g di mollica di pane

- 2 spicchi d'aglio

- Olio extravergine d'oliva

- Sale e pepe

Preparazione:

1. Soffriggere i peperoni cruschi per 6 secondi in olio bollente

2. Scolarli e tagliarli a pezzetti, quasi come una polvere di peperone

3. In una padella, soffriggere l'aglio in olio extravergine d'oliva.

4. Aggiungere la mollica di pane e farla dorare

5. Cuocere le orecchiette in abbondante acqua salata.

6. Scolare le orecchiette e saltarle in padella con i peperoni cruschi.

7. Aggiungere la mollica di pane tostata e amalgamare il tutto.

8.   Condire con sale e caciocavallo a piacere.

101) Pesche Ripiene al Cioccolato e Amaretti

<u>Tempo di preparazione 10minuti</u>

Ingredienti:

- 4 pesche mature
- 100 g di cioccolato fondente
- 150 g di ricotta fresca
- 50 g di amaretti sbriciolati
- 2 cucchiai di zucchero semolato
- 1 cucchiaio di rum (facoltativo)

- Un pizzico di cannella in polvere
- Granella di pistacchio (facoltativo, per guarnire)

Preparazione:

1. Lavare le pesche e tagliarle a metà, eliminando il nocciolo.
2. In una ciotola, mescolare la ricotta, lo zucchero, gli amaretti sbriciolati, il rum (se utilizzato), la cannella e un cucchiaio di cioccolato tritato.
3. Farcire le mezze pesche con il composto di ricotta o formaggio cremoso vegetale, pressando leggermente.
4. Sciogliere il cioccolato fondente a bagnomaria o nel microonde.

5. Versare il cioccolato fuso sulle pesche ripiene, ricoprendole completamente.

6. Disporre le pesche ripiene su una teglia foderata con carta da forno e far rassodare il cioccolato in frigorifero per almeno 30 minuti.

7. Prima di servire, guarnire le pesche con granella di pistacchio a piacere.

Queste ricette dimostrano come sia possibile creare piatti raffinati e soddisfacenti con pochi semplici ingredienti, mantenendo la cucina pulita e organizzata. Nel prossimo punto, esploreremo tecniche di cottura rapida e sana, ulteriormente ottimizzando i tempi. per arricchire l'esperienza culinaria, rendendo ogni pasto un piacere da gustare senza rimorsi

TECNICHE DI COTTURA RAPIDA E SANA

Nella cucina moderna, è fondamentale trovare il giusto equilibrio tra nutrizione, gusto e efficienza. Le tecniche di cottura rapida e sana sono essenziali per chi cerca di mantenere uno stile di vita salutare pur avendo poco tempo a disposizione. In questo capitolo, esploriamo diverse metodologie che consentono di cucinare velocemente senza sacrificare il valore nutrizionale dei cibi, ideali per pasti quotidiani pieni di gusto e benessere.

Tecnica	Descrizione	Vantaggi	Suggerimenti
Stir-frying	Cottura rapida a fuoco alto con poco olio.	Conserva colore, croccantezza e nutrienti.	Usare wok o padella antiaderente per distribuire il calore.
Cottura al Vapore	Cucinare nel vapore di acqua bollente.	Preserva nutrienti solubili in acqua come vitamine B e C	Aggiungere erbe o spezie nell'acqua di cottura per arricchire il sapore.
Grigliata	Cucinare su griglia, permettendo al grasso di colare.	Sapore ricco e affumicato; ideale per carne, pesce e verdure.	Marinare gli alimenti in spezie e erbe per ridurre la formazione di composti nocivi.
Cottura al Microonde	Cucinare o riscaldare rapidamente il cibo.	Riduce i tempi di cottura, versatile per molti piatti.	Coprire gli alimenti per trattenere l'umidità e cuocere uniformemente.

Implementazione Quotidiana

Adottare queste tecniche può trasformare la routine quotidiana, permettendo di preparare pasti veloci e salutari anche durante le giornate più impegnative. Sperimentare con diverse metodologie e ingredienti può anche aiutare a mantenere l'interesse verso la cucina e l'alimentazione sana.

Proseguendo nel libro, il prossimo punto esplorerà come modificare le ricette per ridurre le calorie senza sacrificare il gusto, estendendo il concetto di cucina sana a tutti gli aspetti della dieta quotidiana. Questo approccio non solo è benefico per la salute, ma può

Modificare le Ricette per Ridurre le Calorie Senza Sacrificare il Gusto

Mangiare piatti gustosi e al contempo mantenere un occhio attento al contenuto calorico è una sfida che molti affrontano nel tentativo di seguire uno stile di vita più salutare. Fortunatamente, ci sono numerose strategie per modificare le ricette tradizionali riducendo le calorie senza compromettere il sapore. Questo capitolo esplora come apportare piccoli cambiamenti agli ingredienti e ai metodi di cottura per ottenere pasti deliziosi ma leggeri.

Sostituzioni Intelligenti degli Ingredienti

Strategia	Azione	Beneficio
Grassi Salutari	Sostituire il burro con alternative più sane come oli vegetali, purea di mela o yogurt greco	Riduce i grassi saturi mantenendo l'umidità
Zuccheri Ridotti	Diminuire la quantità di zucchero o sostituire con alternative naturali come sciroppo d'acero o miele	Offre dolcezza con benefici nutrizionali aggiuntivi

Proteine Magre	Preferire carni bianche e proteine vegetali a carni rosse grasse	Riduce il contenuto calorico e grassi saturi
Cottura Salutare	Utilizzare metodi di cottura come vapore, bollitura o grigliata che richiedono meno grassi	Riduce le calorie senza aggiunta di grassi
Porzioni Controllate	Equilibrare il piatto con porzioni adeguate e utilizzare piatti più piccoli per soddisfare visivamente	Aiuta a sentirsi sazi con meno cibo

Implementando queste strategie, è possibile godere di pasti ricchi e soddisfacenti che sono anche salutari e leggeri.

CAPITOLO 8
MANTENERSI IN FORMA CON LE GIUSTE PORZIONI

Mantenere un peso salutare o raggiungere specifici obiettivi di fitness è spesso una questione di equilibrio nelle quantità di cibo che consumiamo. Una gestione attenta delle porzioni può fare una grande differenza non solo nel controllo del peso, ma anche nella salute generale, prevenendo il sovraccarico calorico e garantendo un adeguato apporto di nutrienti. Questo capitolo discute l'importanza delle giuste porzioni e come integrarle efficacemente nella vita quotidiana per mantenere una dieta equilibrata e salutare.

Vedremo in breve, in uno schema che riepigloga e velocizza l'assimilazione dei concetti, come sia possibile avere grandi benefici con dei piccoli gesti dal mangiare senza distrazioni, ascoltare il proprio corpo e così via.

Categoria	Benefici/Strategie/Abitudini	Descrizione
Benefici del Controllo delle Porzioni	**Prevenzione dell'Overeating**	Consumare più cibo di quanto il corpo necessita può portare a un aumento di peso e a problemi di salute. Porzioni adeguate aiutano a evitare il sovraccarico calorico.
Benefici del Controllo delle Porzioni	**Bilanciamento Nutrizionale**	Servire le proporzioni corrette di diversi gruppi alimentari assicura un apporto equilibrato di macro e micronutrienti essenziali per la salute.
Benefici del Controllo delle Porzioni	**Gestione dell'Energia**	Porzioni appropriate evitano i picchi e le cadute di zuccheri nel sangue, stabilizzando i livelli di energia durante il giorno.
Strategie per Gestire le Porzioni	**Utilizzo di Strumenti di Misurazione**	Usare tazze dosatrici, bilance da cucina e cucchiai di misura per porzionare le quantità mentre si cucina.
Strategie per Gestire Porzioni	**Comprendere le Dimensioni delle Porzioni**	Imparare a riconoscere le porzioni visivamente può essere molto utile. Ad esempio, una porzione di carne dovrebbe essere delle

Strategie per Gestire Porzioni	**Comprendere le Dimensioni delle Porzioni**	dimensioni di un mazzo di carte, mentre una porzione di carboidrati dovrebbe essere circa delle dimensioni di una palla da tennis.
Strategie per Gestire le Porzioni	**Metodi di Piatto Diviso**	Utilizzare il metodo del piatto diviso per ogni pasto: metà del piatto dovrebbe essere composta da verdure e frutta, un quarto da proteine magre e un quarto da carboidrati complessi.
Abitudini Alimentari Consapevoli	**Mangiare Senza Distrazioni**	Evitare di mangiare mentre si guarda la TV o si usa il telefono.
Abitudini Alimentari Consapevoli	**Ascoltare il Proprio Corpo**	Prestare attenzione ai segnali di fame e sazietà del corpo e rispettarli. Non c'è bisogno di finire tutto nel piatto se ci si sente pieni.

Comprendere le Porzioni e il Loro Controllo: Esempi di Alimentazione Settimanale

Capire come gestire le porzioni è fondamentale per mantenere un'alimentazione equilibrata e per raggiungere o mantenere un peso corporeo salutare. Questo capitolo non solo approfondisce il concetto di controllo delle porzioni ma fornisce anche esempi pratici di come applicarlo attraverso un piano di alimentazione settimanale.

Principi Base del Controllo delle Porzioni

Prima di entrare nei dettagli degli esempi settimanali, è importante ribadire alcuni principi base del controllo delle porzioni:

- **Conoscere le Dimensioni Consigliate**: Familiarizzare con le dimensioni standard delle porzioni può aiutare a evitare il sovraconsumo involontario.

- **Utilizzare Strumenti di Misurazione**: Bilance da cucina, misurini e piatti più piccoli possono essere utili per mantenere le porzioni sotto controllo.

- **Ascoltare il Proprio Corpo**: Mangiare lentamente e fare attenzione ai segnali di fame e sazietà del proprio corpo sono pratiche essenziali.

Piano Alimentare Settimanale

Categoria	Descrizione
Lunedì: Colazione	Porridge di avena con bacche fresche e miele.
Lunedì: Pranzo	Insalata mista con petto di pollo grigliato e verdure varie.
Lunedì: Cena	Salmone al forno con quinoa e verdure al vapore.
Martedì: Colazione	Frullato di banana e spinaci con semi di chia.
Martedì: Pranzo	Wrap integrale con hummus, verdure crude e tacchino affettato.
Martedì: Cena	Zuppa di lenticchie con fetta di pane integrale.
Mercoledì: Colazione	Yogurt greco con frutta secca e cannella.
Mercoledì: Pranzo	Insalata di quinoa con ceci, pomodorini, cetrioli e pesto.
Mercoledì: Cena	Bistecca di manzo alla griglia con patate dolci e broccoli.

Giovedì: Colazione	Uova strapazzate con spinaci e funghi.
Giovedì: Pranzo	Minestrone di verdure con legumi e formaggio fresco.
Giovedì: Cena	Filetto di orata al cartoccio con riso integrale e asparagi.
Venerdì: Colazione	Ciotola di muesli con latte di mandorla e frutta fresca.
Venerdì: Pranzo	Panino integrale con avocado, petto di tacchino e lattuga.
Venerdì: Cena	Pizza casalinga con base integrale, mozzarella light e verdure.
Sabato e Domenica	Seguire lo schema dei giorni feriali alternando gli ingredienti.

Questo esempio di piano alimentare non solo garantisce un'adeguata varietà di nutrienti ma aiuta anche a comprendere come gestire le porzioni in maniera pratica.

Come e Dove Fare la Spesa Settimanale

Fare la spesa settimanale in modo efficiente e strategico è fondamentale per mantenere uno stile di vita sano ed equilibrato. Una buona pianificazione e la scelta dei giusti luoghi di acquisto possono notevolmente influenzare la qualità dei pasti, l'efficienza nella cucina e il budget alimentare. Questo capitolo offre consigli su come organizzare la spesa settimanale, scegliere i prodotti migliori e dove trovarli, garantendo che ogni pasto sia nutriente e delizioso.

Pianificazione della Spesa

Prima di uscire di casa, è essenziale avere un piano chiaro. Questo non solo aiuta a risparmiare tempo e denaro, ma assicura anche che non si acquistino alimenti superflui.

Categoria	Sottocategoria	Descrizione
Pianificazione della Spesa	Creazione di un Elenco Preciso	Basare l'elenco sul piano dei pasti e controllare ciò che già si possiede per evitare duplicati.
	Stabilire un Budget	Decidere quanto spendere in anticipo per evitare acquisti impulsivi.
Scegliere il Luogo di Acquisto	Mercati Locali e Agricoltori	Prodotti freschi e di stagione dai mercati locali o direttamente dagli agricoltori.
Scegliere il Luogo di Acquisto		

	Supermercati e Negozi Specializzati	Per prodotti specifici come spezie o alimenti internazionali, scegliere supermercati o negozi specializzati.
	Acquisti Online	Ordina online per comodità
Consigli per una Spesa Efficace	Non Fare la Spesa a Stomaco Vuoto	Mangiare uno snack o un pasto prima di andare al supermercato per evitare acquisti impulsivi.
	Leggere le Etichette	Prestare attenzione alle etichette per evitare additivi, zuccheri aggiunti o grassi non salutari
	Valutare i Prodotti Freschi	Scegliere prodotti freschi e non danneggiati, assicurarsi della corretta conservazione di carne e pesce.

Implementare questi consigli nella routine di acquisto settimanale può trasformare la spesa da un compito tedioso a un'opportunità di migliorare la propria alimentazione. Nel prossimo punto, discuteremo l'importanza dell'acqua e dell'idratazione, due elementi cruciali per un'alimentazione equilibrata e una vita sana.

L'Importanza dell'Acqua e dell'Idratazione

L'acqua è fondamentale per il funzionamento ottimale del nostro corpo, svolgendo ruoli cruciali nella digestione, nell'assorbimento dei nutrienti, nella regolazione della temperatura corporea, e nel mantenimento dell'equilibrio dei fluidi. Questo capitolo discute l'importanza dell'acqua e dell'idratazione, spiegando come una corretta idratazione influenzi non solo la salute fisica ma anche le prestazioni mentali e il benessere generale.

Ruoli Fondamentali dell'Acqua nel Corpo

1. Trasporto di Nutrienti e Sostanze Chimiche:

- L'acqua è un mezzo essenziale per il trasporto di nutrienti vitali, minerali, vitamine e ormoni verso le cellule. Aiuta anche a trasportare i rifiuti metabolici lontano dalle cellule.

2. Regolazione della Temperatura Corporea:

- Attraverso la sudorazione e la respirazione, l'acqua aiuta a mantenere stabile la temperatura corporea, un processo vitale in particolare durante l'attività fisica o in condizioni di calore esterno elevato.

3. Funzione Cognitiva e Umore:

- Una buona idratazione è legata a una migliore concentrazione, memoria e stabilità dell'umore. La disidratazione può portare a stanchezza, irritabilità e mal di testa.

Strategie per Mantenere un'Idratazione Adeguata

Per assicurarsi di rimanere adeguatamente idratati durante il giorno, è importante adottare abitudini regolari di consumo di liquidi.

1. Bere Acqua Regolarmente:

• Porsi l'obiettivo di bere almeno 8 bicchieri d'acqua al giorno, più se si è attivi fisicamente o si vive in un clima caldo.

• Tenere una bottiglia d'acqua a portata di mano come promemoria costante per bere.

2. Monitorare il Colore dell'Urina:

• Il colore dell'urina è un indicatore affidabile del livello di idratazione; un colore chiaro e paglierino indica un'adeguata idratazione, mentre un colore scuro suggerisce la necessità di bere più acqua.

3. Integrare Alimenti Ricchi di Acqua:

• Consumare frutta e verdura con alto contenuto d'acqua, come cetrioli, sedano, angurie e arance, può contribuire significativamente all'idratazione.

4. Attenzione alle Bevande Caffeinate e Alcoliche:

• Anche se le bevande come il caffè e il tè contribuiscono all'assunzione giornaliera di liquidi, l'alcol e le quantità eccessive di caffeina possono avere effetti diuretici che aumentano la perdita di fluidi.

Idratazione e Stile di Vita

Adattare l'idratazione alle specifiche esigenze personali può migliorare notevolmente la salute e il benessere.

1. Durante l'Esercizio:

• Aumentare l'assunzione di liquidi prima, durante e dopo l'esercizio fisico per compensare la perdita di fluidi attraverso il sudore.

2. In Condizioni di Salute Particolari:

• Durante malattie che causano vomito o diarrea, o in condizioni come il diabete, è particolarmente importante monitorare e regolare l'assunzione di liquidi.

Un'adeguata idratazione è più che bere acqua; è una componente vitale di uno stile di vita salutare che sostiene ogni funzione del corpo. Proseguendo nel libro, il prossimo punto, 7.4, esplorerà suggerimenti pratici per evitare la sovralimentazione, collegando l'importanza del controllo delle porzioni all'idratazione adeguata per massimizzare la salute e il benessere.

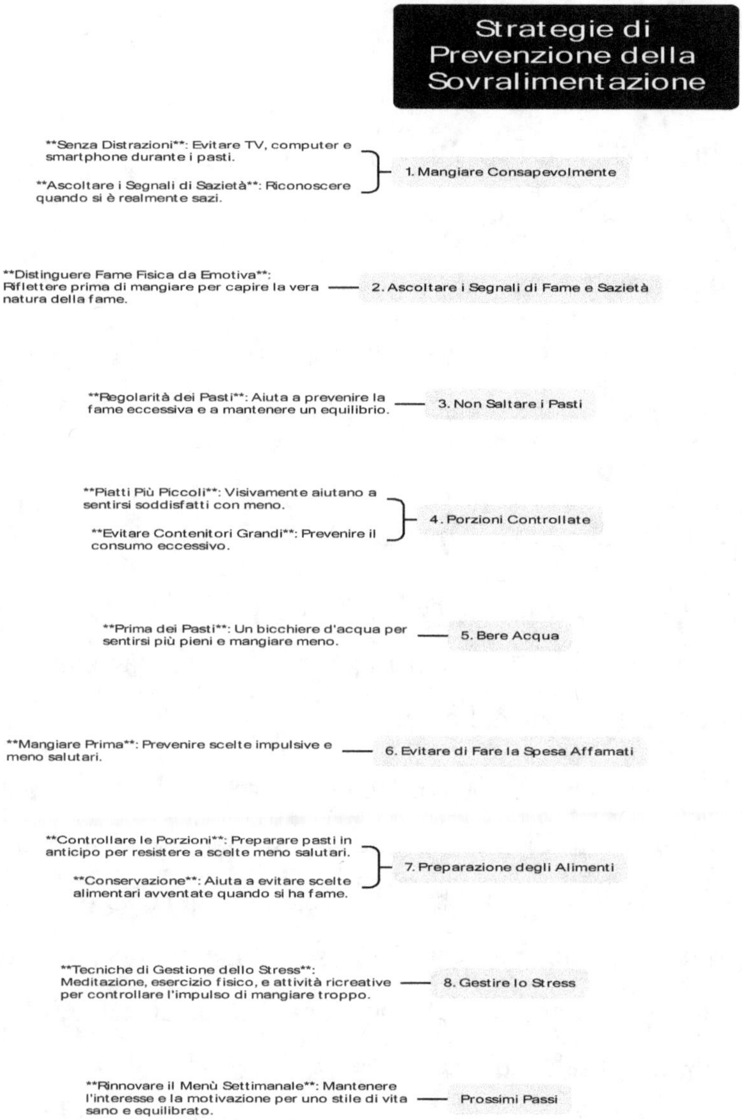
Strategie di Prevenzione della Sovralimentazione
1. Mangiare Consapevolmente
Senza Distrazioni: Evitare TV, computer e smartphone durante i pasti.
Ascoltare i Segnali di Sazietà: Riconoscere quando si è realmente sazi.
2. Ascoltare i Segnali di Fame e Sazietà
Distinguere Fame Fisica da Emotiva: Riflettere prima di mangiare per capire la vera natura della fame.
3. Non Saltare i Pasti
Regolarità dei Pasti: Aiuta a prevenire la fame eccessiva e a mantenere un equilibrio.
4. Porzioni Controllate
Piatti Più Piccoli: Visivamente aiutano a sentirsi soddisfatti con meno.
Evitare Contenitori Grandi: Prevenire il consumo eccessivo.
5. Bere Acqua
Prima dei Pasti: Un bicchiere d'acqua per sentirsi più pieni e mangiare meno.
6. Evitare di Fare la Spesa Affamati
Mangiare Prima: Prevenire scelte impulsive e meno salutari.
7. Preparazione degli Alimenti
Controllare le Porzioni: Preparare pasti in anticipo per resistere a scelte meno salutari.
Conservazione: Aiuta a evitare scelte alimentari avventate quando si ha fame.
8. Gestire lo Stress
Tecniche di Gestione dello Stress: Meditazione, esercizio fisico, e attività ricreative per controllare l'impulso di mangiare troppo.
Prossimi Passi
Rinnovare il Menù Settimanale: Mantenere l'interesse e la motivazione per uno stile di vita sano e equilibrato.

Adottando queste strategie, è possibile sviluppare abitudini alimentari più salutari e mantenere un controllo maggiore sul proprio consumo alimentare. Proseguendo, nel prossimo punto, esploreremo come rinnovare il menù settimanale per mantenere l'interesse e la motivazione nell'adottare uno stile di vita sano e equilibrato, essenziale per prevenire la monotonia alimentare e la sovralimentazione.

Rinnovare il Menù Settimanale per Mantenere l'Interesse

Mantenere un'alimentazione sana a lungo termine richiede varietà e creatività. Rinnovare regolarmente il menù settimanale non solo aiuta a prevenire la noia alimentare, ma stimola anche il continuo interesse per una nutrizione equilibrata. Questo capitolo fornisce suggerimenti su come rinfrescare i piani alimentari settimanali incorporando nuovi cibi, ricette e tecniche di cucina, rendendo ogni pasto un'esperienza gustosa e salutare. Mangiare gli stessi cibi settimana dopo settimana può diventare monotono e potenzialmente portare a squilibri nutrizionali se certi gruppi alimentari vengono trascurati. Variare il menù aiuta a garantire un'ampia gamma di nutrienti essenziali e mantiene alta la motivazione a seguire una dieta sana.

Strategie per Rinnovare il Menù Settimanale

Categoria	Strategie/Consigli	Descrizione
Strategie per Rinnovare il Menù Settimanale	Sperimentazione con Ingredienti Diversi	Integrare regolarmente nuovi ingredienti nel menù, come cereali meno conosciuti, verdure di stagione, o varietà esotiche di frutta e verdura.
	Esplorare Cucine Etniche	Attingere ispirazione dalle cucine di tutto il mondo per trasformare il piano alimentare.
	Temi Settimanali	Organizzare i pasti attorno a un tema settimanale, rendendo la pianificazione un'attività divertente e educativa.
	Uso Creativo delle Avanzate	Pensare a modi innovativi per riutilizzare le avanzate per ridurre gli sprechi e stimolare la creatività.
	Cambiare le Tecniche di Cottura	Variare tecniche di cottura per scoprire nuovi gusti
	Coinvolgimento	Coinvolgere i membri

Consigli per Mantenere l'Interesse	Familiare	della famiglia nella scelta delle ricette o nella preparazione dei pasti.
	Abbonamenti a Box di Cucina	Considerare l'abbonamento a servizi di box di cucina che offrono ingredienti e ricette pronte.
	Corsi di Cucina	Partecipare a corsi di cucina, sia online che di persona, per imparare nuove tecniche e ricette.

Rinnovare regolarmente il menù settimanale non solo previene la monotonia, ma promuove anche una relazione sana e sostenibile con il cibo, arricchendo l'esperienza culinaria con nuovi sapori e abitudini alimentari. Mantenere l'interesse attraverso la varietà è cruciale per godersi un percorso di alimentazione equilibrata a lungo termine.

CAPITOLO 9
CREARE UN'ATTMOSFERA: MANGIARE DA SOLO CON STILE

Mangiare da soli non deve essere una pratica monotona o triste. Anzi, può trasformarsi in un'occasione per trattarsi con cura, celebrare la propria compagnia e godere pienamente del momento del pasto. Questo capitolo esplora come creare un'atmosfera che elevi l'esperienza di mangiare da soli, trasformandola in un rituale piacevole e stiloso.

Importanza dell'Atmosfera nel Pasto Solitario

Creare un'atmosfera piacevole per i pasti consumati da soli può significativamente migliorare la qualità dell'esperienza alimentare. Questo non solo aiuta a rilassarsi e a godere del cibo, ma può anche influenzare positivamente la digestione e la soddisfazione generale del pasto. Una bella atmosfera invita a prendersi il tempo per mangiare con calma, favorisce la consapevolezza durante il pasto e aumenta la gratificazione derivante dalla propria cucina.

Suggerimenti per Creare un'Ambiente Accogliente

1. Curare l'Illuminazione:

- La luce gioca un ruolo fondamentale nell'atmosfera. Una luce soffusa, magari da lampade da tavolo o candele, può rendere l'ambiente più caldo e accogliente.

2. Scegliere una Bella Tavola:

- Anche se si mangia da soli, apparecchiare con cura la tavola può trasformare il pasto in un evento speciale. Utilizzare tovaglioli di stoffa, piatti eleganti e posate lucide.

3. Aggiungere Elementi Naturali:

- Un piccolo vaso di fiori freschi o alcune piantine su tavolo possono ravvivare lo spazio e portare serenità e bellezza naturale all'ambiente.

4. Musica di Sottofondo:

- Una musica di sottofondo scelta con cura può accompagnare e migliorare l'esperienza. Scegliere brani che rilassano o che si preferiscono particolarmente, a seconda dell'umore.

5. Investire in Buon Cibo:

- Preparare piatti che si amano, sperimentare con nuove ricette o trattarsi con ingredienti di qualità. Mangiare piatti che si apprezzano rende il pasto più soddisfacente.

Esempio di Cena Solitaria Elevata

Menu:

- **Antipasto:** Bruschette con pomodoro fresco, basilico e un filo di olio extravergine di oliva.

- **Piatto Principale:** Pasta al pesto con pinoli tostati e parmigiano.

- **Dessert:** Sorbetto al limone con un tocco di menta fresca.

Preparazione dell'Ambiente:

- Apparecchiare la tavola con una tovaglia di lino, piatti e posate eleganti.

- Accendere una candela profumata e disporre un piccolo bouquet di fiori di stagione.

- Mettere una playlist di musica jazz o classica, a basso volume, per un sottofondo morbido.

Questo approccio non solo rende il pasto più piacevole, ma celebra il fatto di prendersi cura di sé stessi attraverso il cibo e l'ambiente. Mangiare da soli diventa così un'occasione per rilassarsi, riflettere e godere della propria compagnia in un ambiente curato e personale.

Nel prossimo capitolo, continueremo a esplorare ulteriori modi per arricchire l'esperienza culinaria personale, concentrandoci su come integrare nuove tecniche e strumenti che possono rendere ogni pasto un'avventura deliziosa e unica.

LA CUCINA COME RIFUGIO

La cucina è molto più di un luogo dove preparare i pasti: può trasformarsi in un vero e proprio santuario personale, un luogo di rifugio e rilassamento. In questo spazio, ogni individuo ha l'opportunità di disconnettersi dal caos quotidiano e immergersi in un'attività che nutre sia il corpo sia lo spirito. In questo capitolo, esploriamo come la cucina possa diventare un rifugio personale, favorendo un'atmosfera di calma e creatività.

Organizzazione dello Spazio: Una cucina ben organizzata è il primo passo per trasformarla in un rifugio. Eliminare il disordine, mantenere le superfici sgombre e organizzare gli utensili in modo logico può ridurre lo stress e aumentare il piacere di cucinare. Utilizzare contenitori trasparenti per ingredienti secchi e disporre gli strumenti più usati a portata di mano può rendere il processo più intuitivo e rilassante.

Aggiungere tocchi personali che rispecchiano i propri gusti estetici può rendere la cucina un luogo più accogliente. Che si tratti di piante, opere d'arte, un colore di vernice preferito o persino piccoli gadget tecnologici, personalizzare la cucina la rende un'estensione della propria personalità.

Cucinare con Attenzione: La cucina invita alla mindfulness. Concentrarsi sul taglio delle verdure, sull'aroma delle spezie, sul fruscio di una salsa che cuoce lentamente può essere meditativo. Queste pratiche possono trasformare la preparazione dei pasti in momenti di consapevolezza, riducendo lo stress e aumentando la soddisfazione personale.

Ascoltare il Corpo: Cucinare per sé stessi è anche un'opportunità per ascoltare e rispondere alle esigenze del proprio corpo. Scegliere ingredienti che favoriscono il benessere e preparare piatti che riflettano le necessità nutrizionali personali può essere un atto di cura di sé molto potente.

Sperimentazione e Creatività: La cucina come rifugio offre anche la libertà di sperimentare e essere creativi senza il giudizio altrui. Provarsi con nuove ricette, tecniche o ingredienti non familiari può trasformarsi in un'avventura entusiasmante, un modo per esprimere sé stessi e per scoprire nuove passioni.

Imparare e Crescere: Ogni momento trascorso in cucina è un'opportunità per imparare qualcosa di nuovo, che si tratti di una tecnica culinaria, della storia di un piatto, o di come certi alimenti possono influenzare il nostro benessere. Questo apprendimento continuo contribuisce a una sensazione di crescita e sviluppo personale.

La cucina non è solo un luogo per preparare cibo, ma un rifugio personale che offre sicurezza, conforto e possibilità di espressione creativa.

LA TAVOLA COME PALCOSCENICO

Dopo aver trasformato la cucina in un rifugio, è naturale estendere quell'arte e attenzione anche alla presentazione dei piatti. La tavola diventa così il palcoscenico dove si esibiscono le creazioni culinarie, un luogo dove ogni dettaglio contribuisce a creare un'esperienza di pasto memorabile e piacevole. Questo capitolo esplora come curare ogni aspetto della tavola per trasformare anche il più semplice dei pasti in un evento speciale, valorizzando il cibo e l'atmosfera.

Un'estetica curata: La presentazione dei piatti ha il potere di trasformare la percezione del cibo prima ancora che venga assaggiato. Piatti ben presentati stimolano l'appetito e possono aumentare il piacere della degustazione. Disporre il cibo in modo artistico, utilizzare colori contrastanti e giocare con le texture sono tutti modi per arricchire visivamente il pasto.

La scelta della stoviglieria: La selezione di piatti, bicchieri, posate e tovagliati gioca un ruolo fondamentale nella creazione dell'atmosfera. Elementi coordinati o in contrasto stilistico possono definire il tono del pasto, sia esso formale o casual.

Simmetria e composizione: Una disposizione simmetrica può conferire equilibrio e armonia visiva, mentre una composizione asimmetrica può suscitare interesse e movimento. Entrambi gli stili hanno il loro posto a seconda del tipo di pasto e del suo contesto.

Gioco di colori: Utilizzare il colore del cibo a proprio vantaggio è essenziale. Contrastare colori vivaci con sfondi neutri o accostare tonalità complementari può rendere ogni piatto un'opera d'arte.

Illuminazione e musica: Come per un vero palcoscenico, l'illuminazione può influenzare notevolmente l'atmosfera. Una luce soffusa può rendere l'ambiente più intimo e rilassante, mentre una più brillante può creare un'atmosfera vivace e energica. La musica di sottofondo dovrebbe complementare il tema del pasto e l'ambiente, arricchendo l'esperienza sensoriale.

Accessori decorativi: Oggetti come candele, fiori, o piccoli oggetti d'arte possono servire come decorazioni che arricchiscono l'ambiente senza sovrastare. Questi elementi aiutano a creare un contesto più dettagliato e immersivo.

Tematizzare i pasti: Organizzare pasti a tema può essere un modo divertente e creativo per utilizzare la tavola come palcoscenico. Che si tratti di una cena ispirata alla cucina mediterranea o di un pranzo con tema marino, i dettagli tematici possono trasformare completamente l'esperienza di mangiare.

Coinvolgimento e interazione: Incoraggiare la partecipazione degli ospiti, se presenti, può rendere il pasto ancora più memorabile. Piccoli gesti come permettere agli ospiti di servirsi da condimenti particolari o partecipare alla preparazione di una portata possono aumentare il divertimento e l'interazione.

Concludendo, la tavola non è solo il luogo dove si consumano i pasti, ma un vero e proprio palcoscenico dove la cucina si esprime in tutta la sua forma artistica e sensoriale. Nel prossimo paragrafo, "un rituale quotidiano", esploreremo come questi momenti possono trasformarsi in rituali personali significativi, arricchendo la routine quotidiana con momenti di puro piacere e stile.

Un Rituale Quotidiano

Nell'arte del mangiare da soli con stile, trasformare ogni pasto in un rituale quotidiano non è solo una pratica per migliorare l'alimentazione, ma anche un modo per arricchire l'esperienza quotidiana, nutrendo non solo il corpo ma anche l'anima. In questo capitolo, scopriremo come dedicare un'attenzione particolare alla routine dei pasti può trasformare il modo in cui percepiamo e godiamo del cibo, preparandoci all'approccio più consapevole trattato nel prossimo capitolo.

Stabilire un Ritmo Quotidiano

Un rituale quotidiano inizia con la creazione di una routine. Avere orari fissi per i pasti non solo aiuta a regolare il metabolismo ma stabilisce anche un ordine che può diminuire lo stress, migliorare la digestione e aumentare il piacere di mangiare.

Consigli per la Routine:

- **Pianifica i tuoi pasti**: Prenditi il tempo per pensare a quello che mangerai durante la settimana. Questo aiuta a evitare decisioni affrettate che possono portare a scelte meno salutari.

- **Prepara in anticipo**: Quando possibile, prepara ingredienti o interi pasti in anticipo. Questo riduce il carico di lavoro quotidiano e rende il momento del pasto più rilassante e piacevole.

CREARE UN'ATTMOSFERA ADATTA

L'ambiente in cui mangiamo influisce significativamente sulla nostra esperienza. Creare un'atmosfera che invita alla calma e al piacere può rendere il pasto più soddisfacente.

Elementi per un'Atmosfera Perfetta:

- **Curare l'illuminazione**: Una luce soffusa o le candele possono trasformare un pasto quotidiano in un'esperienza speciale.

- **Scegliere musica rilassante**: Un sottofondo musicale può accompagnare e migliorare il pasto, scegli brani che ti aiutano a rilassarti e a goderti il momento.

- **Decorare con semplicità**: Un piccolo vaso di fiori freschi o alcuni elementi naturali come pietre o conchiglie possono aggiungere un tocco personale e sereno.

Valorizzare il Pasto

Il modo in cui presentiamo e consumiamo il cibo può trasformarlo da necessità a piacere. Trattare ogni pasto come un evento importante può migliorare significativamente l'esperienza di mangiare da soli.

Pratiche per Valorizzare il Pasto:

- **Apparecchia con cura**: Anche se stai mangiando da solo, usare piatti e bicchieri belli, posizionare una tovaglietta e apparecchiare con cura può fare la differenza.

- **Mangiare senza distrazioni**: Evita di mangiare davanti alla TV o mentre controlli il telefono. Concentrarti sul cibo permette di gustarlo di più e di ascoltare i segnali di sazietà del tuo corpo.

Riflessione e Gratitudine

Considerare il pasto come un momento per riflettere e essere grati può rafforzare il legame con il cibo e con se stessi.

Pensa alla provenienza del cibo: Riflettere su dove è stato coltivato e chi l'ha preparato può aumentare l'apprezzamento per ogni boccone.

Esprimi gratitudine: Prenditi un momento prima di mangiare per ringraziare per il cibo che hai davanti, riconoscendo il lavoro e le risorse che hanno contribuito alla realizzazione dello stesso e soprattutto a te che sei stato in grado di trarne il meglio che potevi.

MANGIARE CON CONSAPEVOLEZZA

Mangiare con consapevolezza è una pratica che arricchisce l'esperienza alimentare, intensificando la connessione con il cibo e migliorando la salute fisica e mentale. Questo capitolo esplora come incorporare la mindfulness nel quotidiano, trasformando ogni pasto in un'opportunità di presenza attenta e apprezzamento profondo. Ciò non solo potenzia il piacere di mangiare, ma promuove anche scelte alimentari più salutari e una migliore digestione.

Ascoltare il Corpo: Mangiare consapevolmente inizia con l'ascolto del proprio corpo, riconoscendo i segnali di fame e sazietà. Questo aiuta a evitare il sovralimentarsi e a scegliere alimenti che soddisfano veramente le necessità nutrizionali e gustative.

Apprezzare il Cibo: Ogni boccone dovrebbe essere gustato pienamente, concentrandosi su sapore, texture e aroma. Questo non solo aumenta la soddisfazione del pasto, ma rallenta anche il ritmo del mangiare, il che è cruciale per una migliore digestione e assorbimento dei nutrienti.

Ridurre le Distrazioni: Per mangiare in modo consapevole, è essenziale ridurre le distrazioni. Questo significa spegnere la TV, mettere da parte i dispositivi elettronici e sedersi a un tavolo. Creare un ambiente tranquillo per i pasti permette di concentrarsi pienamente sul cibo.

Respirazione e Gratitudine: Prima di iniziare a mangiare, prenditi un momento per respirare profondamente e esprimere gratitudine per il cibo che stai per consumare. Questo può aiutare a centrare la mente e il corpo, preparandoli per un'esperienza alimentare più profonda.

Mangiare Lentamente: Prenditi il tempo per masticare bene e goderti ogni boccone. Questo non solo migliora la digestione, ma permette anche di rilevare più facilmente il punto di sazietà, evitando così di mangiare più del necessario.

Miglior Controllo del Peso: Mangiare con consapevolezza aiuta a regolare l'assunzione di cibo e a prevenire l'obesità. Sentire pienamente la sazietà può ridurre il consumo di calorie e promuovere scelte alimentari più naturali e meno processate.

Riduzione dello Stress: La pratica della mindfulness durante i pasti può ridurre lo stress e l'ansia. Concentrarsi sul momento presente e sul piacere del cibo può avere un effetto calmante e ristoratore.

Maggiore Godimento del Cibo: Quando mangi con attenzione, il cibo diventa più soddisfacente. Questo può portare a una maggiore soddisfazione nei pasti, anche consumando meno, perché il focus è sulla qualità dell'esperienza, non sulla quantità.

Mangiare con consapevolezza trasforma il pasto da un'attività automatica e spesso frettolosa in un'esperienza significativa e gratificante. Facendo del pasto un rituale consapevole, non solo si migliorano la salute e il benessere, ma si arricchisce anche la vita quotidiana con momenti di vero piacere e connessione. Nel prossimo capitolo, "9.5 La Bellezza della Semplicità", esploreremo come la semplicità negli ingredienti e nelle preparazioni può amplificare ulteriormente quest'arte di vivere, sottolineando che meno è spesso più, specialmente in cucina.

LA BELLEZZA DELLA SEMPLICITA'

Nel contesto di una vita spesso complicata e frenetica, la semplicità in cucina non solo alleggerisce il carico di lavoro, ma arricchisce anche l'esperienza culinaria. Questo capitolo celebra la bellezza della semplicità, mostrando come piatti facili e con pochi ingredienti possano trasformarsi in veri e propri capolavori gastronomici. Esploreremo come questo approccio non solo facilita la preparazione dei pasti, ma anche come permette di apprezzare pienamente ogni ingrediente, portando a una maggiore consapevolezza e soddisfazione.

Qualità Sopra la Quantità: Scegliere ingredienti di alta qualità è fondamentale quando si cucina con semplicità. Meno ingredienti significa che ogni elemento del piatto deve esprimersi al meglio, senza nascondersi dietro complessità superflue. Questo approccio enfatizza l'importanza della provenienza degli alimenti, il loro trattamento e la loro freschezza.

Riscoprire i Sapori Autentici: Cucinare in modo semplice permette di riscoprire i veri sapori degli alimenti. Senza l'aggiunta di condimenti eccessivi o copiosi, ogni ingrediente può brillare per quello che è, offrendo una palette di gusti puri e non mascherati che spesso vengono perduti in ricette più elaborate.

Tecniche di Cucina Minimaliste

Cottura Perfetta: Dominare tecniche di cottura come la griglia, il salto in padella o al vapore può esaltare la qualità degli ingredienti senza bisogno di aggiunte elaborate. La perfezione in queste tecniche permette agli ingredienti di mantenere la loro integrità strutturale e nutrizionale, massimizzando il sapore naturale.

Presentazione Semplice e Elegante: La presentazione dei piatti non deve essere complessa per essere esteticamente piacevole. Una composizione pulita e ordinata su un piatto permette di apprezzare visivamente la qualità e la freschezza degli ingredienti, migliorando così l'esperienza complessiva del pasto.

Meno Stress in Cucina: Ridurre il numero degli ingredienti e la complessità delle ricette diminuisce il tempo e lo stress associati alla preparazione dei pasti. Questo lascia più tempo per godersi il processo di cucina e, in definitiva, il pasto stesso.

PIANIFICAZIONE DELLA SPESA

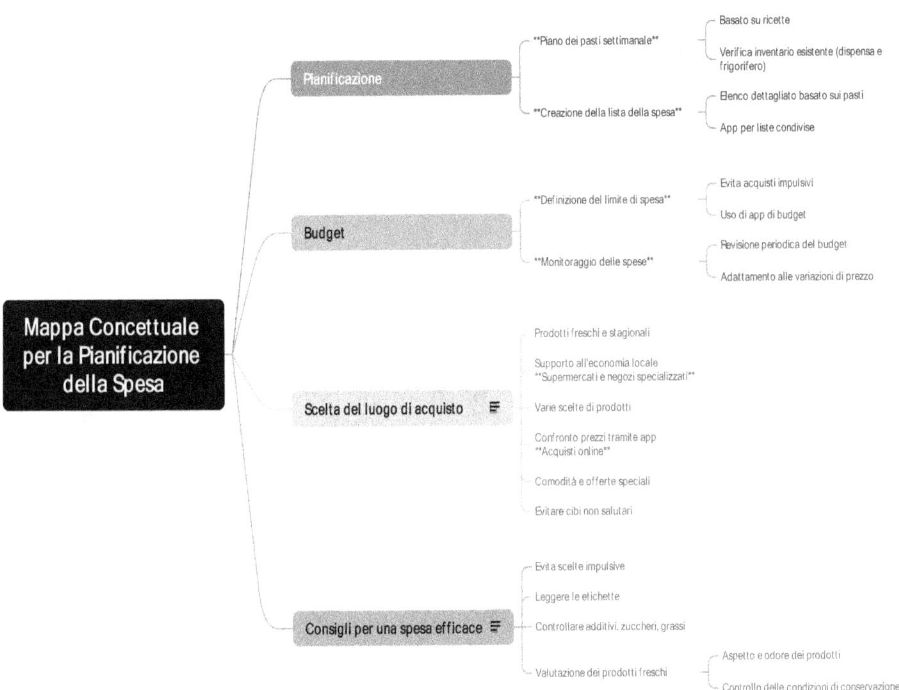

CONCLUSIONI FINALI

Abbiamo scoperto che cucinare e mangiare possono essere atti meditativi e riflessivi. Creare spazi per mangiare in tranquillità, decorare la tavola, e preparare pasti consapevoli, ci insegna a rallentare e a godere di ogni momento. Questi atti non solo migliorano la nostra relazione con il cibo, ma anche con noi stessi, facilitando una crescita personale e una maggiore consapevolezza.

Questo libro ha offerto non solo ricette, ma anche strumenti per trasformare la solitudine dei pasti in un'occasione di celebrazione personale e indipendenza. Mangiare da soli è diventato un atto di piacere personale e di auto-cura, dove ogni individuo ha la possibilità di esplorare i propri gusti, esprimere la propria creatività e nutrire il proprio corpo in modi consapevoli e salutari; anche se il focus è stato sul mangiare da soli, abbiamo esplorato come le competenze acquisite possano essere estese agli altri. Invitare amici per condividere un pasto preparato con cura o consigliare ricette a conoscenti rafforza legami, arricchisce esperienze sociali e diffonde la gioia della cucina casalinga.

Concludiamo questo libro non come una fine, ma con un invito a continuare il percorso nella cucina e nella vita con passione e curiosità. Ogni pasto offre una nuova opportunità di esplorazione e apprezzamento. La storia di ogni ingrediente, la cura nella preparazione, e il piacere nella degustazione sono i veri ingredienti per una vita ricca e appagante.

Con queste semplici indicazioni riscoprirete il piacere di cucinare per voi stessi in modo sano, equilibrato e con amore. Avrete riscoperto la passione per la cucina, la capacità di esplorare nuove ricette e a trovare gioia nei pasti quotidiani. Ricordate sempre: ogni boccone è un'opportunità per nutrire non solo il corpo, ma anche l'anima. Grazie per aver condiviso questo percorso culinario. Continuate a cucinare, a sperimentare e, soprattutto, a godervi ogni pasto con gioia e gratitudine.

Se pensi che questo libro ti sia piaciuto

e ti abbia aiutato a fare nuove riflessioni, ti chiedo di dedicare

solo pochi secondi per lasciare una breve recensione su Amazon!

Grazie da

Matteo Del Gusto